La alimentación energética

La alimentación energética

Robert Palmer y Anna Cole

ROBIN
BOOK

© 2013, Anna Cole y Robert Palmer
© 2013, Ediciones Robinbook, s. l., Barcelona

Diseño de cubierta: Regina Richling
Ilustración de cubierta: iStockphoto
Diseño interior: Igor Molina Montes

ISBN: 978-84-9917-322-1
Depósito legal: B-11.920-2013

Impreso por Sagrafic, Plaza Urquinaona, 14 7º 3ª, 08010 Barcelona
Impreso en España - *Printed in Spain*

Índice

Introducción

La actividad mental viene regida en buena parte por el tipo de alimentación que estemos practicando.

Obviamente, con esto no decimos que exista un régimen milagroso capaz de convertirnos en genios de la noche a la mañana, y aunque lo dijéramos nadie lo creería. Te conviene saber, sin embargo, que una nutrición idónea te permite maximizar tu potencial intelectual.

Una perspectiva fascinante, ¿no?

Pero antes de plantearse tal objetivo es preciso que la alimentación general sea correcta, para que todos los órganos funcionen a pleno rendimiento. Comer bien es gestionar mejor nuestro capital de salud. Y obviamente, un organismo sano es un organismo que piensa mejor.

De ahí la importancia de un buen conocimiento de los principios fundamentales de la dietética. Son muchos los que se aventuran a probar regímenes de todas clases sin tener ni la menor idea de dichos principios.

Lo que hay que saber

La función de la dietética

En el colegio y en la universidad te «atiborraron» el cerebro con una cantidad increíble de conocimientos. De todo eso vamos olvidando cerca de un 75 % a medida que pasan los años. Es normal, porque la mayoría de esos conocimientos no nos sirven para nada, no tienen ningún alcance práctico. Sólo retendremos aquello que utilizamos corrientemente, o que nos sirve para ganarnos la vida. En cambio, otros conocimientos que podrían ayudarnos a vivir mejor apenas se enseñan, o nada en absoluto. Tal es el caso de la dietética.

Estudiar esa ciencia viene a ser como leer el manual de uso y mantenimiento de tu propio cuerpo. Todo el mundo debería saber al menos el abecé de la dietética, ¡y el caso es que ni siquiera se enseña del todo en las facultades de medicina!

Es curioso que los partidarios de la enseñanza del latín o de las matemáticas alaben estas disciplinas diciendo que ayudan a adquirir hábitos de razonamiento, que con ellas se aprende a pensar. En realidad, y como habrás visto a estas alturas, lo que forma nuestro pensamiento es la alimentación, antes que nada. Porque atiende al soporte material de la mente.

Un test para conocerte mejor

¿Qué nivel de conocimientos sobre dietética crees que tienes? ¿Bueno, malo o mediocre? Vamos a verlo, si aceptas el tomar parte en nuestro pequeño cuestionario:

1. ¿El requesón es una buena fuente de calcio?

a) Sí.

b) No.

2. ¿Qué es un enzima?

a) Una sustancia que actúa como catalizadora de transformaciones químicas.

b) Una sustancia que combate los microbios y los virus.

e) Una sustancia que ataca las células del cerebro.

3. ¿Qué es una proteína?

a) Una sustancia que sólo se halla presente en las carnes.

b) Una sustancia derivada de las vitaminas.

c) Una molécula que interviene en la constitución de los seres vivos.

4. ¿Qué es un farináceo?

a) Un derivado de la harina blanqueada.

b) Una leguminosa como la patata.

e) Un cereal.

5. ¿Cuál de estas comidas es menos grasa?

a) Dos raciones de pizza con queso.

b) Un plato de pescado con patatas fritas.

c) Dos muslos de pollo frito.

6. ¿Cuál de estos postres contiene menos grasa?

a) Un cucurucho de helado de crema.

b) Una tarta de manzana.

e) Unos bizcochos con chocolate.

7. ¿Qué es un azúcar simple?
a) Un azúcar natural.
b) Un azúcar refinado.
c) Un azúcar de rápida asimilación.

8. ¿Qué es glúcido?
a) El nombre genérico de los hidratos de carbono.
b) El nombre genérico de los azúcares del tipo de la glucosa.
e) El carburante principal de nuestro cerebro.

9. ¿El aceite de cacahuete tiene colesterol?
a) Sí.
b) No.

10. ¿Cuándo hay que beber?
a) Justo después de las comidas.
b) Quince minutos antes de las comidas, como poco.
c) Una hora después de las comidas, como poco.

11. ¿Es bueno beber leche enriquecida con vitamina D?
a) Sí.
b) No.
e) Depende.

12. ¿Qué es la dextrosa?
a) Una especie de azúcar.
b) Una grasa de fácil asimilación.
e) Un producto conservante.

13. Para llevar un régimen equilibrado hay que comer sobretodo:
a) Proteínas.
b) Hidratos de carbono.
e) Lípidos.

14. ¿La ensalada contiene mucha fibra?
a) Sí.
b) No.

15. Cuanto más colesterol comemos, más sube el índice de colesterol en la sangre
a) Verdadero.
b) Falso.

16. ¿Los alimentos ultracongelados contienen muchos aditivos químicos?
a) Sí.
b) No.

17. ¿Medio pomelo o una naranja por la mañana pueden suministrarnos la dosis diaria recomendada de vitamina C?
a) Sí.
b) No.

18. ¿Es preferible comerse una manzana entera o tomar el zumo de tres manzanas?
a) Una manzana entera.
b) El zumo de tres manzanas.

Anota tus respuestas y pasa a la página siguiente para comprobarlas.

Soluciones

1: b	7: c	13: b
2: a	8: a y e	14: b
3: c	9: b	15: b
4: b	10: b	16: b
5: a	11: b	17: a
6: a	12: a	18: a

¿Tu resultado? :.../ 20

Si no has obtenido 12 respuestas acertadas por lo menos, te aconsejamos que leas con especial atención los capítulos que siguen a continuación.

Si has acertado 15 o más preguntas, creeremos que posees buenos conocimientos generales en materia de dietética y la lectura de este libro no te será tan indispensable.

Te la recomendamos de todas maneras, pues hallarás en ella los resultados de algunas investigaciones recientes que tal vez pondrán en tela de juicio alguna de tus ideas actuales sobre la alimentación. La dietética es una ciencia que está evolucionando con mucha rapidez.

El abecé de la nueva dietética

En dietética proliferan las ideas y las teorías; todos los años se publican estudios nuevos que rebaten audazmente las «certidumbres», los dogmas alimentarios del año pasado.

No siempre es fácil sacar algo en limpio. Los especialistas se contradicen, cuando no se tratan mutuamente de ignorantes. Algunos se declaran partidarios incondicionales del vegetarianismo, otros afirman que no se puede prescindir totalmente de las proteínas de origen animal. En cuanto a los suplementos alimentarios, tienen también sus defensores y sus detractores.

¿Quién zanjará todas estas discusiones?
Tú mismo, o tú misma, sin ir más lejos. Tú eres la autoridad definitiva, el o la especialista en lo tocante a tu propia persona.

Para eso se necesitan unos conocimientos básicos, sin embargo, que te ayuden a elegir de manera informada. En esta parte de libro leerás, por tanto, el abecé de la nueva dietética. Te ayudará a convertirte en tu propio o tu propia especialista. Pues, en definitiva, eres tú quien tiene la última palabra...

Tú descubrirás por medio de la experiencia cuáles son los alimentos que mejor se adaptan a tu organismo y a tu cerebro. ¿Acaso no eres tú la primera persona que se da cuenta de cómo le sientan determinados alimentos a su estado general a la claridad de su mente?

En consecuencia, te recomendamos que leas y releas a fondo esta parte, que subrayes lo que te interese, que tomes notas. Se trata de «digerir» bien estos conocimientos, en una palabra.

Elementos de un buen régimen alimenticio

La teoría de los cuatro grupos

Hay muchas maneras de establecer una clasificación en categorías alimentarias.

¿Conoces, por ejemplo, la teoría de los 4 grupos, todavía muy difundida entre los dietéticos? Según esta clasificación, todo alimento corresponde a uno de los 4 grupos siguientes:

- **Frutas y hortalizas**
- **pan y cereales**
- **carnes, pescados, aves de corral (y sus sucedáneos: arroz con soja, leche con cereales, etc.)**
- **leche y lacticinios (yogures, quesos, etc.)**

Según los postulantes de esta clasificación, todo estriba en comer ciertas cantidades de cada uno de los cuatro grupos a lo largo de toda la jornada. Las cantidades se establecen en función de la categoría de edad a que pertenecemos.

Esta manera de clasificar los alimentos, sin embargo, dista de ser ideal. Por una parte, se crean ciertas carencias y al mismo tiempo se suministra un exceso de proteínas.

Por otra parte, conduce a combinar en las mismas comidas diversos alimentos que, si bien son saludables de por sí, combinados resultan bastante menos asimilables. Finalmente, la clasificación no refleja en modo alguno lo que ocurre en el plano de la química íntima del organismo.

¿Por qué no? Al recorrer nuestro sistema digestivo, todo alimento sano experimenta una serie de transformaciones. Este proceso suministra ciertos nutrimentos en diversas proporciones que dependen de cada alimento. Llamamos nutrimentos a las sustancias directa y completamente asimilables por el organismo; son los que tienen «la última palabra» a nivel celular.

Tomemos por ejemplo el aguacate, que figura normalmente en la categoría de frutas. Pero si tomamos en consideración su contenido en materia grasa, el aguacate debería considerarse más parecido a las carnes que a la fruta. Lo cual interesa tener en cuenta a la hora de preparar nuestra ensalada con aguacates, y más concretamente en el momento de aliñarla; si no queremos incurrir en un abuso de materias grasas, tendremos que administrar el aceite con mucha parsimonia.

Los diferentes tipos de alimentos

Como se habrá visto por el ejemplo precedente, lo más acertado será elegir los alimentos en función de los nutrimentos que contienen. De esta manera podremos actuar más específicamente sobre nuestro estado de salud y también sobre nuestra mente.

Estableceremos en consecuencia una división entre nutrientes energéticos y trientes no energéticos.

Hay tres tipos de nutrientes energéticos:

- Los hidratos de carbono, que proporcionan los azúcares,
- los lípidos, que suministran los ácidos grasos,
- los prótidos, que aportan los aminoácidos.

Y cuatro tipos de nutrientes no energéticos:

- Las vitaminas,
- los minerales y los oligoelementos,
- las fibras,
- el agua.

Pasemos a examinar en detalle estos diferentes grupos de alimentos.

La base es la energía

Los hidratos de carbono, los glúcidos, los lípidos y las proteínas suelen recibir también el nombre de macronutrientes, debido a la necesidad de consumirlos en grandes cantidades todos los días si queremos conservar la salud. A lo largo de esta obra volveremos a menudo sobre ellos para explicar cómo utilizarlos a fin de actuar sobre nuestros neurotransmisores.

Un régimen bien equilibrado mantiene ciertas proporciones bien determinadas entre ellos. Es lo que se ha dado en llamar la pirámide nutricional.

Los hidratos de carbono que debes consumir en una proporción de 55 a 65 % constituyen el fundamento indispensable de dicha pirámide.

A este fundamento energético vienen a contribuir los glúcidos, que deben representar un 15 a 20 % de nuestra alimentación cotidiana. En cuanto a las proteínas, no tienen por qué representar más de un 10 a 15 %, en contra de lo que se postula generalmente.

Los glúcidos o hidratos de carbono

Más conocidos por el nombre de azúcares, los glúcidos o hidratos de carbono tienen un papel primordial en tu alimentación. Constituyen el carburante básico de tu organismo.

Y lo que es más, son la única forma de combustible que el cerebro puede asimilar y utilizar.

Tanto es así que para funcionar correctamente, el cerebro debe consumir en las 24 horas toda la cantidad equivalente de glucosa que contiene el hígado, o lo que es lo mismo, unos 180 gramos, o el 30 por ciento de toda la glucosa que consume el organismo entero al día.

- Los azúcares simples o dobles se llaman también azúcares de asimilación rápida, lo cual significa que hacen subir en seguida la tasa de azúcar en sangre.

No obstante, hay que saber distinguir:

- los beneficiosos, que son los contenidos en las frutas y las hortalizas no farináceas (brócoli, apio, col, ajo, espárrago, cebolla, espinacas, zanahoria, etc.),

- aquellos de los que no conviene abusar, en cuya categoría entran los dulces naturales como la miel, el jarabe de arce, el jarabe de malta, los zumos, etc.,

- los muy nocivos, que son los refinados (como el azúcar blanqueado, el azúcar terciado, etc.),

Con los dos últimos tipos de azúcar la rápida elevación del índice de glucemia suele ir seguida de una baja no menos rápida; de ahí que los abusos agraven las sensaciones de fatiga o de nerviosismo.

• Los azúcares complejos, o almidones, no sólo son excelentes sino incluso indispensables. Reciben el nombre de «complejos» por la sencilla razón de que su estructura molecular es más complicada que la de las demás formas de azúcares. Son los azúcares de asimilación lenta. O dicho de otro modo, no producen una elevación brusca de la tasa de azúcar en sangre, de manera que nos energizan de manera gradual y prolongada. Por eso las pastas alimenticias, que contienen grandes cantidades de ellos, se recomiendan a los deportistas de fondo, para que sean capaces de sostener largos esfuerzos. Recordemos que la combustión de la glucosa se opera por medio del oxígeno, y que ella proporciona la energía que tus neuronas necesitan para su buen funcionamiento.

De esto se deduce que todo cuanto favorezca una buena irrigación sanguínea a nivel del cerebro intervendrá de una manera esencial en la combustión de la glucosa. El que lleva demasiado apretado el nudo de la corbata no puede pensar bien, lo mismo sucede con las afecciones respiratorias.

Los diferentes azúcares

Habrás oído hablar, sin duda, de azúcares simples, azúcares dobles, azúcares complejos. Sin duda todo esto puede parecer demasiado... complejo. Pero en realidad, y como verás en el recuadro, esas distinciones son muy sencillas. No las olvides por que revisten una importancia especial para el tema que nos ocupa, y volveremos a utilizarlas con frecuencia.

Los lípidos: que sean de los buenos

Consumir todavía menos grasas, si fuese posible, es una de las tendencias más señaladas de la dietética moderna. Es verdad que las necesidades del adulto no son tan elevadas, pero de todas maneras el aporte de lípidos nunca debe representar menos de un 20 a 30 por ciento, aproximadamente, de la alimentación cotidiana.

Además, y antes de lanzarse a la «caza de grasas» o mejor dicho contra ellas, hay que tener en cuenta algunas consideraciones:

- Los lípidos aportan un gran número de calorías en un volumen reducido, porque son dos veces más caloríficos que los hidratos de carbono y las proteínas.

- Los lípidos son indispensables para constituir reservas de energía a nivel de los tejidos adiposos; los cuales desempeñan además un papel determinante en la regulación de la temperatura corporal.

- Los lípidos calman mejor la sensación de hambre que los hidratos de carbono y las proteínas, porque se digieren más lentamente. Además realzan el sabor y la textura de los alimentos.

- Los lípidos son vectores de ciertas vitaminas que sólo en ellos pueden disolverse (las vitaminas A, D, E, K).

- Finalmente, los lípidos son la única fuente de los ácidos grasos esenciales, y éstas son sustancias que se encargan de numerosas funciones vitales.

En una palabra, si los lípidos no existieran sería preciso inventarlos. El quid de la cuestión está en saber diferenciar correctamente entre las grasas saturadas, las monoinsaturadas y las poli o múltiples insaturadas.

Las «grasas malas» o saturadas

Éstas son las que identifica como «grasas malas» la dietética moderna, los que hacen subir nuestra tasa de colesterol y producen incrustaciones en nuestras arterias.

El abuso de los ácidos grasos saturados supone un riesgo mayor de afecciones cardiológicas y cerebro-vasculares.

Es inútil pasar de un extremo a otro, sin embargo, y esto también hay que tenerlo presente. No dejemos que nos agobie la preocupación de eliminar a cualquier precio cualquier cosa que pueda contener ácidos grasos saturados. Se trata sencillamente de reducir el consumo de éstos a un nivel razonable, ingiriendo más ácidos grasos mono y poliinsaturados.

Sus fuentes:

- Las grasas de origen animal (quesos, carnes, leche, yema de huevo, etc.),
- ciertos productos de origen vegetal (aceite de coco, de palma, grasa vegetal, chocolate).

No todo el mundo digiere el colesterol de la misma manera; véase la asombrosa historia del hombre de 88 años de edad que desde hace por lo menos quince años se come 25 huevos al día, como poco, y que exhibe sin embargo una tasa normal de colesterol.

Los ácidos grasos mono y poliinsaturados: los que hay que buscar

A diferencia de sus parientes saturados, estos ácidos grasos son nutrimentos perfectos.

Son los lípidos «buenos» que van a suministrarte los ácidos grasos esenciales, es decir aquellos que tu organismo no puede sintetizar.

Reciben también el nombre de «vitamina F»; los más interesantes son el ácido linoleico (también llamado omega 6), el linolénico (omega 3) y el araquidónico.

Estos ácidos grasos son muy preciosos porque desempeñan un papel capital para nuestra salud en general:

• Favorecen la producción de insulina, la capacidad de contracción del miocardio, la agregación de las plaquetas, la tensión arterial,

• rebajan la tasa de colesterol «malo» (LDL).

Por estos mecanismos, los ácidos grasos influyen también sobre la vida cerebral, puesto que regulan el nivel de glucemia y previenen afecciones cardíacas.

Hay que saber que además el cerebro que funciona bien es un cerebro bien... engrasado (con ácidos grasos mono y poliinsaturados). En efecto éstos:

• Aseguran la formación de las membranas celulares,
• intervienen en la formación de las células nerviosas y del tejido nervioso,
• aíslan y protegen los nervios.

Fuentes de ácidos grasos monoinsaturados: la aceituna y el aceite de oliva, la nuez de cajú, los aguacates, el cacahuete y también el aceite y la mantequilla de cacahuete.

Fuentes de ácidos grasos poliinsaturados: aceite de pepitas de uva, de girasol, de maíz, de soja, de almendras, pipas de girasol, habas de soja.

Proteínas: ¿de origen animal o de vegetal?

Las proteínas o prótidos aportan prácticamente las mismas cantidades de energía que los glúcidos. Pero las proteínas representan principalmente la estructura de base de la materia orgánica, los materiales con que se construye nuestro organismo: las células de los órganos, de los músculos, del hígado, del cerebro, del armazón óseo, etc.

Desempeñan por tanto funciones indispensables para el crecimiento y la renovación de las células. Las proteínas son además necesarias para la fabricación de los glóbulos sanguíneos, la cicatrización de las heridas, la regeneración del aparato muscular.

Intervienen también en la formación de numerosas sustancias esenciales para el funcionamiento óptimo de tu cuerpo (enzimas, anticuerpos, hormonas). Y naturalmente, son las que suministran los aminoácidos precursores de los neurotransmisores de la vigilia cerebral (dopamina, etc.).

Cuando alguien dice proteínas, se suele entender carnes. Éste es otro de los mitos alimentarios. Las proteínas también se encuentran en otros muchos productos de origen animal: la leche, los quesos, los huevos. También se hallan presentes en los frutos secos, las semillas, los cereales, las leguminosas y, ¡oh sorpresa!, el cacao.

Peligros de un sobreconsumo de proteínas

¡Extraordinarias proteínas, sin las cuales la vida no sería posible! Pero, por desgracia, los europeos consumimos por lo general el doble de las que necesitamos.

Con una alimentación excesivamente proteica incurrimos en los riesgos siguientes:

• Eliminación excesiva del calcio, con formación de cálculos renales y aparición de la osteoporosis,

• exceso de residuos nitrogenados, lo cual sobrecarga el hígado, los riñones y los intestinos;

• exceso de ácido úrico, que intoxica la sangre y las células;

• permanencia excesivamente prolongada de las heces en el intestino;

• formación de incrustaciones en las arterias, debido a los ácidos grasos ocultos;

• carencias de vitaminas, minerales y fibras.

Estos diversos riesgos se atribuyen, sobre todo, al consumo excesivo de proteínas animales.

Debes saber también que aunque estés pasando por un período de esfuerzo físico intenso, no sirve de nada el aumentar la proporción de proteínas en la alimentación; en el caso aludido sería preferible aumentar el consumo global, pero respetando siempre la «divina proporción» de la dietética: 55 por ciento de glúcidos, 20 por ciento de lípidos y 15 por ciento de proteínas.

¿Es posible eliminar las proteínas animales?

En el fondo no son las proteínas lo que importa, sino los aminoácidos que ellas contienen.

Son éstos los ingredientes indispensables para la construcción de las células y de esos neurotransmisores que controlan nuestra mente.

Como hemos explicado en otro lugar, existen los aminoácidos esenciales y los no esenciales. Los primeros son los que nuestro cuerpo no puede sintetizar, por lo cual debe hallarlos en la alimentación cotidiana. Los aminoácidos «no esenciales» son los que el organismo puede fabricar directamente. Los aminoácidos esenciales se hallan exclusivamente en los alimentos proteicos.

Pero se da el caso que las proteínas de origen animal contienen todos los aminoácidos esenciales, mientras que a las proteínas de origen vegetal siempre les falta uno u otro de aquéllos.

¿Significa eso que no sea posible prescindir de las carnes? Para nada, en absoluto.

Pero si adoptamos el criterio de reducir nuestro consumo de carnes, tendréis que aseguraros de que la ración cotidiana contenga todos los aminoácidos necesarios.

La solución consiste en saber combinar las diferentes proteínas de origen vegetal o, si se prefiere, en combinar las proteínas vegetales con proteínas animales.

Cómo obtener una dieta proteica completa con las proteínas de origen vegetal

Atención al dato: sea en China, en el Japón o en México, fácilmente hallamos poblaciones que son rigurosamente vegetarianas desde hace siglos. Y todas ellas tienen un plato nacional que consiste en arroz combinado con alubias o fríjoles o lentejas.

Pese a no tener conocimientos de dietética, estos pueblos siempre supieron combinar, digamos por intuición, aquellos ingredientes capaces de satisfacer de una manera natural sus necesidades de proteínas. En efecto, juiciosamente combinadas en un mismo plato, las proteínas vegetales forman lo que se llama proteínas completas.

En el fondo podríamos comparar lo que sucede con la historia del paralítico y el ciego. Son unos impedidos, pero si colaboran pueden formar una asociación capaz de ver y desplazarse. Las cuatro combinaciones «ganadoras» que permiten obtener proteínas completas son las siguientes:

1. Cereales + leguminosas
p.ej. maíz con habas
arroz con lentejas
trigo majado con garbanzos
arroz con fríjoles

2. Leguminosas + frutos secos o semillas
p. ej. haba de soja con semilla de sésamo
alubias con pipas de girasol

3. Cereales + lacticinios
p.ej. pan con leche
cereales inflados (tipo palomitas) con leche o yogur
pan con queso
pizza

4. Carnes + cereales

p.ej. bocadillo de lomo

huevos al plato con tostada

Cierto que las proteínas animales pueden satisfacer todas las necesidades, y para conseguirlo bastan 50 gramos de carne al día. Pero por desgracia, y como hemos visto, el consumo demasiado asiduo de carnes presenta cierto número de inconvenientes.

Interesa, pues, no eliminar completamente las carnes pero sí reducir su consumo e incluso dar preferencia a las carnes magras, como el pollo, o mejor aún los pescados.

Según la prestigiosa dietista norteamericana Adele Davis, las proteínas pueden complementarse aunque se consuman con algunas horas de diferencia.

Lo que conviene buscar para alimentarse bien es el equilibrio entre los tres grupos principales de alimentos, y recordemos una vez más que las proporciones ideales son 10 a 15 por ciento de proteínas, 20 a 30 por ciento de lípidos y 55 a 65 por ciento de glúcidos.

El alcohol, los helados de crema, los chocolates, los confites, las patatas fritas o chips, las salsas especiadas, las hamburguesas: nada de eso es peligroso si se consume de vez en cuando. Pero convertidos en hábito, o en grandes cantidades, sí rompen ese célebre equilibrio.

En el fondo basta con hacer caso del propio cuerpo, respetarlo, para situarse en el buen camino...

Los nutrientes no energéticos

Decíamos en otro lugar que aparte de los nutrientes energéticos existen también los no energéticos, es decir que no suministran energía directamente, pero son indispensables para el buen funcionamiento de tu metabolismo.

Estos nutrientes no energéticos comprenden:

Las vitaminas, los minerales y oligoelementos, las fibras, el agua.

Las vitaminas

Las vitaminas son unos compuestos orgánicos y las sintetizan ciertos microorganismos, los vegetales y algunos animales.
Tu cuerpo no puede producir las vitaminas que necesita. De ahí que deba recibir todas las vitaminas por vía de la alimentación cotidiana, o gracias a ciertas reacciones químicas ligadas a la exposición a los rayos solares.
Existen algunas excepciones aparentes. Las vitaminas B 12, B-c (M o ácido fólico) provienen de los alimentos, pero también las sintetizan unas bacterias presentes en nuestro intestino. Eso sí, siempre y cuando la flora intestinal se encuentre en excelentes condiciones.

Las dos categorías principales de vitaminas

Grosso modo podríamos decir que las vitaminas se dividen en dos categorías principales:

• Las que el organismo puede almacenar en cierta medida,
• las que no puede almacenar.

Las primeras son las vitaminas A, D, E y K. Las segundas son la vitamina C y las del grupo B (excepto la B-c y la B12).

En cualquier caso la constitución de reservas es difícil y siempre es preferible que la alimentación cotidiana nos suministre las que necesitamos. Conviene recordar la división mencionada a la hora de tomar vitaminas en cápsulas.

Es inútil tomar «megadosis» de las vitaminas de la segunda categoría, porque el exceso se elimina en seguida.

Cómo actúan las vitaminas

La mayoría de las vitaminas necesitan una transformación para ser utilizables por nuestro organismo.

En muchos casos la vitamina se metamorfosea en una coenzima, de forma que hace posible su plena participación en la actividad enzimática. Por consiguiente las vitaminas desempeñan un papel «vital»,[1] pues la presencia de enzimas es inexcusable para que puedan realizarse las reacciones bioquímicas en que se basan los procesos vitales como el crecimiento, el mantenimiento, la regeneración y la funcionalidad cotidiana del organismo.

¿Cuáles son las vitaminas para tu cerebro?

Obviamente todas son necesarias, pero algunas ejercen más concretamente una acción sobre el cerebro:

- La vitamina B1 (tiamina), es indispensable para el buen funcionamiento cerebral. Una carencia limitada provocaría fatiga, irritación, pérdida de memoria. Las personas más expuestas a los estados carenciales de vitamina B1 son las mujeres embarazadas, los diabéticos y los alcohólicos.

1. De ahí su nombre, ya que *vita* significa «vida».

- La vitamina B2 (riboflavina), muy eficaz para combatir el estrés.

- La vitamina B3 (niacina) es importante para los glóbulos rojos que transportan el oxígeno y lo distribuyen a todo el organismo, incluido el cerebro. Es un derivado especial del aminoácido triptófano. La carencia de vitamina B3 acarrea graves trastornos cerebrales.

- La vitamina B6 (piridoxina), permite la síntesis de numerosos neurotransmisores. La carencia de B6 determina confusión mental y depresiones. Durante el período premenstrual impide la retención de agua, que de otro modo sería causa de notorios inconvenientes.

- La vitamina B12 (cobalamina), sólo se encuentra en los productos de origen animal. De manera que los vegetarianos estrictos y muy inveterados, así como las personas que padecen estrés intenso, se exponen a estados carenciales en vitamina B12 y tal carencia puede acarrear la anemia perniciosa y, a la larga, daños cerebrales irreversibles. Puede suceder que los trastornos cerebrales se manifiesten antes que los síntomas de la anemia perniciosa, de ahí la dificultad para diagnosticar la carencia de vitamina B12. En contra de ciertas creencias que prevalecen entre vegetarianos estrictos, ni las algas, ni el miso, ni el *temfé* pueden aportar esta vitamina; la B12 vegetal no es más que un símil químico de la animal y por tanto, esos vegetarianos puristas deberán tomar su B12 en forma de cápsulas.

- La colina forma parte del grupo B y permite una mejor transmisión de los influjos nerviosos; más concretamente participa en los procesos de memorización. Por este motivo los suplementos de colina (1 a 5 g/día) se prescriben a las personas de edad avanzada para combatir las pérdidas de memoria.

- La vitamina C o ácido ascórbico es de grandísima utilidad para combatir el estrés. Además desempeña un papel de primera magnitud en la regulación de la actividad de los neurotransmisores. En particular favorece la producción de norepinefrina, uno de los neurotransmisores que estimulan tu actividad mental. Obsérvese que la vitamina C no se conserva en el organismo, lo cual obliga a renovar las existencias todos los días.

- En conjunción con la vitamina C, la vitamina E (tocoferol) retrasa la degeneración cerebral gracias a sus efectos antioxidantes. Favorece la oxigenación de las células, atenúa la fatiga y previene los trastornos cardiovasculares.

Vitaminas: Dosis diarias recomendadas

A: 0,9 mg
B_1: 1,4 mg
B_2: 1,7 mg
B_3: 17 mg
B_6: 2,1 mg
B_{12}: 0,003 mg
C: 80 mg
E: 12 U.I.

Fuentes de las vitaminas

Vitamina A: los hígados, el aceite de hígado de bacalao, la leche, la mantequilla, los huevos, las verduras como el brócoli, la col, las espinacas y otras hortalizas como las zanahorias, los calabacines, las batatas, las calabazas, así como también los albaricoques, la papaya, los melocotones, los melones.

Vitamina B1: la carne de cerdo, los riñones, los hígados, los macarrones, las alubias, los cacahuetes, las nueces, el salvado de cereales.

Vitamina B2: los riñones, los hígados, los corazones, la leche, el brócoli, las almendras, el requesón, el atún, el salmón, los espárragos, los huevos, las coles de Bruselas, el germen de trigo.

Vitamina B3: los hígados, los cacahuetes, las aves de corral, los pescados, las carnes, la leche, los alimentos de mucha densidad proteica, la levadura.

Vitamina B6: los plátanos, los hígados, el cordero, el pollo, el atún, los pescados en general, las verduras (sobre todo las espinacas), las patatas, el germen de trigo, la soja.

Vitamina B12: las ostras, las aves de corral, los pescados, la carne de buey, la de cerdo, los huevos.

Vitamina C: las naranjas, los kiwis, los zumos de pomelo o de naranja siempre que sean recién exprimidos, el brócoli, el limón, la papaya, la fresa, los espárragos, las espinacas, las coles de Bruselas, los tomates... la mayoría de las frutas y verduras son abundantes en vitamina C.

Vitamina E: la mayoría de los aceites vegetales, las pipas de girasol, la mayonesa, la margarina, la mantequilla, los hígados, las almendras y las nueces; pero hay que tener en cuenta que la mayoría de los aceites y las margarinas (hidrogenadas) que se expenden hoy día han perdido la mayor parte cuando no la totalidad de su contenido en vitamina E.

Los minerales y los oligoelementos

Mientras que las vitaminas son sustancias orgánicas, los minerales y los oligoelementos son moléculas inorgánicas.

El organismo necesita cantidades ínfimas de estos minerales y oligoelementos, pero no por ello su presencia es menos indispensable al buen funcionamiento del organismo.

Las necesidades diarias de minerales vienen a ser iguales o superiores a 100 mg.

Los oligoelementos también son sustancias inorgánicas pero basta la presencia de «trazas», es decir cantidades pequeñísimas, para que sean eficaces.

¿Qué minerales necesita especialmente tu cerebro?

• El calcio interviene en la formación de los tejidos nerviosos. Por otra parte, los estudios recientes han demostrado su eficacia en el tratamiento de las depresiones.

• El magnesio es de suma importancia para el cerebro. Interviene en la transmisión del influjo nervioso y hace posible que lleguen al cerebro los mensajes; por otra parte favorece la conversión del azúcar de la sangre en energía. El déficit de magnesio puede ser causa de depresiones, nerviosismo e irritabilidad.

• El fósforo constituye, con el calcio, la trama mineral de los huesos. Pero también interviene a nivel de los neurotransmisores. Su importancia para la transmisión de los mensajes al cerebro es innegable. Pero no vayas a participar de la creencia de que un aporte suplementario de fósforo te dará más inteligencia o mejorará tu memoria. Es una leyenda a la que siguen fieles algunas madres que dan a sus hijos pasta de almendras enriquecida en fósforo durante las épocas de exámenes. Normalmente la alimentación cotidiana cubre todas las necesidades de fósforo. Eso sí, hay que controlar que el aporte de calcio sea equivalente al de fósforo, ya que el exceso de éste perjudicaría la asimilación del calcio.

• El potasio es indispensable para la utilización de las proteínas. Sirve para la transmisión de mensajes entre las células nerviosas y además dilata los vasos sanguíneos del cerebro facilitando la circulación. La falta de potasio limita tu dinamismo y te expone a padecer accidentes cerebrales. Pero el exceso amenaza con problemas todavía más graves en los planos muscular, digestivo y circulatorio.

Los oligoelementos del pensamiento

• El cromo hace posible que la insulina regule la tasa de azúcar en sangre. Esta intervención es indispensable para el funcionamiento del cerebro, en efecto, porque dicho órgano consume el 30 % de la glucosa que recibe el organismo. Según todos los indicios, buena parte de la población padece una tasa de cromo anormalmente baja.

• El cobre toma parte en el buen funcionamiento de la tirosina y, por tanto, de los neurotransmisores dopamina y norepinefrina. Además facilita la absorción del hierro y favorece la producción de glóbulos rojos, pero la cantidad de cobre que necesitamos es tan minúscula que difícilmente llegará a faltarnos.

• El hierro es otro de los elementos minerales indispensables para el cerebro. Faltando éste no hay glóbulos rojos ni, por consiguiente, oxígeno que alimente el cerebro.

La mujer se halla más particularmente expuesta a la carencia de hierro, por ejemplo a causa de los embarazos demasiado seguidos, o si tiene grandes pérdidas de sangre durante la menstruación. Deben desconfiar del café y de las bebidas que contienen cafeína, ya que ésta dificulta la absorción del hierro.

• El yodo desempeña un papel preponderante para el funcionamiento de tu glándula tiroides. También participa en la absorción de la glucosa.

Una carencia grave de yodo es la causa del cretinismo; la carencia relativa perjudicará a tu humor y tu comportamiento, principalmente, y también puede registrarse un enlentecimiento de la actividad cerebral. El zinc es importante para conservar en buen estado tu sistema inmune. Además interviene en la comunicación entre las células cerebrales y se cree que resulta indispensable en los procesos de aprendizaje.

A lo que parece, el alcoholismo así como los regímenes vegetarianos demasiado estrictos o el exceso de transpiración (deportistas, obreros manuales), pueden ser causas de agotamiento de las reservas de zinc.

La carencia de zinc es una de las causas de envejecimiento cerebral prematuro.

Minerales y oligoelementos: dosis diarias recomendadas

Calcio: 800 mg
Cromo: 0,05 a 0,2 mg
Cobre: 2 a 3 mg
Hierro: 10 a 20 mg
Yodo: 0,14 mg
Magnesio: 350 mg
Manganeso: 2,5 a 5 mg
Fósforo: 800 mg
Potasio: 1 mg
Zinc: 15 mg

Fuentes de los minerales y oligoelementos

Calcio: yogur bajo en grasa, quesos, semillas y mantequilla de sésamo, verduras, brócoli, col rizada, almendras, nueces, *tofu*.

Cloro: judías verdes, cacahuetes, avellanas, huevos, cereales, lacticinios, espinacas, rábanos, lechugas, espárragos verdes, aceitunas negras, tomates.

Cromo: pimienta negra, levadura, setas, carnes, cereales, aceites obtenidos por tensado en frío, frutas y hortalizas.

Cobre: almendras, aguacates, ostras, setas, cacao, nueces, avellanas, trigo, espárragos verdes, maíz, cebada, rábanos, remolachas, naranjas, puerros, dátiles, zanahorias, peras, coliflor.

Hierro: melaza, mejillones, levaduras alimenticias, huevos, menudos (casquería), ostras, ciruelas, leguminosas, germen de trigo, perejil, espinacas, albaricoques, dátiles.

Yodo: algas, marisco, berros, ajo, judías verdes, cebollas, espinacas, nabos, espárragos verdes, col, setas, fresas, arroz, zanahorias, puerros, guisantes verdes, tomates, uva, peras.

Magnesio: *tofu*, espinacas, arroz sin descascarillar, avena, haba de soja, aguacates, carne de buey, melaza, pescados, hortalizas verdes, trigo, nueces, espárragos verdes, apio, dátiles, setas, remolachas, lechuga, maíz, berros, ciruelas, achicoria, rezas.

Manganeso: nueces, cereales, haba de soja, hortalizas verdes, albaricoques, marisco, trigo, nueces, cebada, arroz, espinacas, setas, remolachas, lechuga, maíz, berros, ciruelas, espárragos verdes.

Fósforo: carnes, nueces, semillas, pescado, cereales, leguminosas, quesos tiernos, leche, yogur.

Potasio: trigo, huevos, cordero, pollo, hígados, pavo, frutos secos (en particular las almendras), cacahuetes, semillas, haba de Lima, guisantes, lechugas, espinacas, naranjas, plátanos, miel.

Zinc: ostras, cereales, carne de buey, de cordero, hígados, leguminosas, arroz sin descascarillar, avena, derivados de la soja.

Las fibras alimentarias

¿Tus heces son esponjosas y flotan en el agua? Entonces, todo va bien. Por el contrario, si son duras y tienden a hundirse hacia el fondo de la taza del excusado, tienes ahí una señal de alarma que no conviene descuidar.

Las heces demasiado duras pueden desgarrar la pared interna del colon y provocar una cavidad patológica (hernia). Es lo que se llama la anomalía diverticular y de cada dos personas una corre gran riesgo de padecer esta verdadera enfermedad.

La diverticulosis multiplica las probabilidades de padecer cálculos biliares, afecciones cardíacas, varices, hemorroides y otras muchas complicaciones.

Y si tus heces son duras, ¿por qué lo son?

Sencillamente, porque no consumes una cantidad suficiente de fibras alimentarias. La verdadera importancia de las fibras no se ha empezado a valorar sino muy recientemente; hoy día todos los especialistas están de acuerdo en asegurar que las fibras son indispensables para un régimen alimentario equilibrado.

Es decir, que al igual que necesitamos cada día una determinada proporción de hidratos de carbono, de glúcidos, de proteínas, también hay que consumir una determinada cantidad de fibras. Lo ideal sería absorber 30 g de fibra al día, si bien es probable que tu alimentación actual no te proporcione más de 15 g.

Las hallarás en el pan integral rico en salvado, las alubias, los garbanzos, las leguminosas y las frutas. Entre las hortalizas son particularmente indicados el brócoli, el puerro y la zanahoria, sobre todo en crudo.

Pero si se quiere tener una fuente directa de fibra, no hay nada mejor que una cucharada grande de salvado tres veces al día. Y si la sugerencia no te apetece, puedes añadir un poco de salvado a los platos que lo consientan, o a tus cereales del desayuno.

¿Por qué las fibras ayudan a combatir el estreñimiento?

Sin fibras el tránsito intestinal completo dura unas 75 horas o tal vez más; con fibras, 35 horas. ¿Por qué?

Como son voluminosas, las fibras estimulan el intestino, lo cual acelera el transporte de las heces y evita la putrefacción intestinal. Las fibras absorben agua, de donde resulta un aumento del volumen de las heces.

Otras ventajas de las fibras

Pueden ayudarte si quieres adelgazar; al aumentar el volumen de los alimentos, la sensación de saciedad se produce mucho antes.

Contribuyen a la eliminación del exceso de colesterol (actuando a manera de esponja que absorbe las grasas). Favorecen una mejor absorción de la glucosa, lo que ayuda a regular la tasa de glucemia.

El agua, un nutriente indispensable

Arakis es un planeta desértico donde el agua escasea extraordinariamente. Sus habitantes los fremanes la tienen por sagrada y nunca la gastan sino «gota a gota».

Los fremanes consideran que llorar es «despilfarrar el agua vital». Incluso han inventado procedimientos para reciclar el sudor y la orina y reconvertirlos en agua potable. Así es el mundo que imaginó Frank Herbert en su célebre novela *Dune*.

A nosotros nos resulta difícil imaginar tal situación, nosotros que despilfarramos 27 litros de agua cada vez que tiramos de la cadena. Quedan lejos los tiempos en que era preciso andar largo trecho hasta la orilla del río, o sacarla con esfuerzo de un pozo.

Para la mayoría, la visión de Frank Herbert sigue siendo mera ciencia ficción. Y sin embargo, ¿qué sería de nosotros si llegase a faltarnos el agua?

¿Por qué nos es tan indispensable el agua?

El planeta está compuesto de agua en un 70 %, y nuestro cuerpo también. En el cerebro dicha proporción alcanza incluso el 80 %. ¿No es razonable suponer que la alimentación debe incluir igualmente un 70 % de agua?

Por una parte, el agua nos aporta ciertos minerales y oligoelementos; además entra en la composición de los tejidos, siendo constituyente básico de todos ellos.

Por otra parte, el agua es también constituyente esencial de los líquidos corporales (linfa, sangre, secreciones diversas).

Por último, sirve para transportar los elementos nutrientes y para regular la temperatura corporal, además de transportar y eliminar las sustancias de desecho a través de los riñones, los intestinos, la piel e incluso los pulmones.

Regálate una orgía de frutas y hortalizas

Todos los días perdemos de dos a tres litros de agua. Pero ¿sabías que no es suficiente beber siete u ocho vasos de agua al día para cubrir las necesidades fisiológicas?

La más provechosa de las aguas es la que contienen los alimentos.[1]

Para tener la seguridad de que cubrimos la demanda fisiológica, es recomendable consumir más especialmente frutas y hortalizas, que son los alimentos más ricos en agua.

Esta agua «nutricional» es la que va a depurar el organismo y eliminará las toxinas tanto a nivel celular como en el de los vasos sanguíneos. Ella transporta asimismo las sustancias que hacen posibles las diferentes reacciones bioquímicas en el plano celular.

De ahí la condición siguiente: que el régimen cotidiano incluya una 70 % de frutas y hortalizas, en comparación con el aporte de los alimentos que llamaremos «concentrados», como las legumbres secas, los cereales, las carnes, la leche, etc.

En efecto, la sensación de sed después de comer indica que el ágape ha andado falto en hortalizas frescas o frutas.

1. Además del agua que bebemos y de la que contienen los alimentos, existe la que se llama metabólica. Es la resultante de la combustión de los alimentos. Representa un aporte bastante reducido en comparación con las otras dos categorías, y se concreta en unos 300 ml. En un régimen ideal beberíamos directamente de 1.000 a 1.500 ml todos los días, más o 1.000 ml proporcionados por el agua de los alimentos.

No beber durante las comidas

Se ha repetido con frecuencia: no es recomendable beber mientras estamos sentados a la mesa, y todavía menos inmediatamente después. En principio no se debería beber nada durante los 15 minutos anteriores a la comida, ni dentro de las dos horas siguientes. Éstas son, por supuesto, unas condiciones ideales.

¿Por qué?

El agua impide la actividad normal de los jugos digestivos. Al diluirlos, perjudica la digestión de los alimentos, lo cual significa que ha empeorado tanto la asimilación de éstos como la eliminación de los residuos orgánicos.

¿Y si tengo ganas de beber?

Sería recomendable tomarse el café antes de la comida, mejor que después. El efecto estimulante del café sobrevendrá igualmente después del ágape, aunque tal vez un poco atenuado.

Si te parece que necesitas beber después de la comida para que «bajen» mejor los alimentos, podrías tomar una cucharada de miel, sencillamente. Más valiosa que otras formas de azúcar, la miel posee conocidas cualidades estomacales, y es mejor que una pastilla de menta o de anís.

Chupar una rebanada de raíz de jengibre también es buena manera de facilitar la digestión. Además el jengibre posee una acción estimulante comparable a la de una taza de café, y es un buen remedio contra la somnolencia que nos invade después de una comida copiosa.

La simple precaución de enjuagarnos la boca después de comer puede ser suficiente para remediar esas ganas de beber, con frecuencia debidas a la subsistencia de partículas de alimento en la cavidad bucal, las cuales siguen excitando las papilas gustativas.

Si te parece que no puedes aguardar dos horas, ten paciencia durante una hora, o media al menos.

Y si no puedes prescindir de beber, hazlo por lo menos a sorbos pequeños y muy despacio. Haz como si «comieras» el agua, de manera que fomente la secreción de saliva; esa mezcla perjudica menos la actividad de los jugos gástricos.

Además, al «saborear» a fondo el agua resistirás mejor la tentación de ingerir grandes cantidades de ella. Si has comido platos muy picantes, puedes terminar la comida con un poco de yogur como lo hacen los indios, que suelen condimentar sus comidas con abundante *curry*.

Otra manera de calmar la sed consiste en mordisquear un poco de ensalada o de hortalizas crudas al término del ágape. En cualquier caso, no bebas zumos de frutas a menos que toda la comida haya consistido exclusivamente en frutas (véanse las explicaciones sobre combinaciones alimentarias).

La importancia de los suplementos alimentarios

Pues sí, puede ocurrir que pese a alimentarnos correctamente nuestro régimen no sea el adecuado, porque no siempre el organismo asimila de manera óptima todas las vitaminas, los minerales y los oligoelementos que contienen la comida o incluso los suplementos.

Algunos de esos elementos jamás llegan adonde hacen falta, mientras que otros vagabundean por el organismo sin llegar a ser asimilados.

¿Cómo se detecta una carencia de vitaminas o de sales minerales?

Es casi imposible descubrir la primera fase de una carencia; ésta se ha instalado pero todavía no da síntomas apreciables.

La segunda fase tampoco suele ser demasiado evidente, pero aparecen los primeros signos clínicamente perceptibles.

Si padeces insomnio, irritabilidad, pérdida del apetito, ansiedad, depresión, tal vez te encuentras ante esos primeros signos visibles de una carencia. Pero ¡atención!, porque puede tratarse de una dolencia orgánica cualquiera, de las muchas que se caracterizan por esos mismos síntomas.

Ante un cuadro como el descrito, no obstante, la consulta al especialista se halla más que justificada. Y en buena lógica, el facultativo debería recomendar un análisis de sangre incluyendo el balance vitamínico y mineral. Serán los resultados de este examen los que permitirán alcanzar una idea precisa sobre la posible carencia.

En cualquier caso, si sospechas que quizá padeces una carencia lo mejor será pedirle a tu médico un balance vitamínico, aunque pueda parecerles a algunos que eso es curarse en salud, o ponerse la venda antes de la herida.

¿Te amenaza una carencia de vitaminas o de minerales?

Supuesto un régimen equilibrado, no habrá problema. Salvo para ciertos grupos de personas más expuestos a determinadas carencias:

• Por un motivo u otro, algunas personas padecen dificultades para asimilar ciertos alimentos. Este fenómeno aparece más a menudo en la tercera edad.

- Los deportistas y los obreros manuales que desarrollan una actividad física intensa (de una hora al día por lo menos): sus necesidades pueden llegar a ser superiores al doble de la ración de un sedentario.

- Durante el período de crecimiento, los adolescentes tienen mayores necesidades de micronutrientes.

- Durante y después del embarazo, la mujer tiene demandas específicas aumentadas, tanto para su propia fisiología como para la del hijo.

- Toda persona que se haya sometido a una intervención —aunque fuese de cirugía menor— sufre carencias que deben remediarse, y con mayor motivo si hubo pérdida importante de sangre.

- Si padeces diabetes, debes cumplir tu régimen al pie de la letra. No sólo para regular el nivel de azúcar en sangre, sino también para evitar todo desequilibrio del aporte energético que recibe tu cerebro.

  Al mismo tiempo, haz que el médico siga tu estado de cerca, porque las variaciones de la tasa de glucemia pueden instaurarse con mucha rapidez.

  Por cierto que rige la misma advertencia para los hipertiroideos.

- Cuidado también con el uso prolongado de purgantes y diuréticos, ya que se incurre en el riesgo de una eliminación excesiva del sodio, el potasio y el color, con desaparición de las reservas.

- Los fumadores y los bebedores de alcohol pueden padecer dificultades de asimilación según cuál sea el grado de adicción. Un cigarrillo, por ejemplo, destruye entre 25 y 100 g de vitamina C. Además el tabaco bloquea las coenzimas de la vitamina B_{12}.

  En cuanto a los alcohólicos, es habitual la carencia de las vitaminas B_1, B_2, B_3 (especialmente), B_6, B_7, B_{12}, B_{15}, C y E. Suele faltarles también el zinc, el manganeso, el cromo, el fósforo, el calcio y el magnesio.

- Los muy aficionados al café también se arriesgan a sufrir ciertas carencias de vitaminas o minerales. Por su efecto diurético, el café provoca una eliminación excesiva de varios elementos esenciales.

• Los ovo-lacto-vegetarianos son seguidores de un régimen que presenta numerosas ventajas, aunque la relación idónea de proteínas no siempre es fácil de conseguir.

En cambio los vegetarianos puros y duros corren algunos riesgos,[1] entre los cuales vale la pena mencionar las serias carencias de la vitamina B_{12} que ha puesto de relieve un reciente estudio realizado por investigadores americanos.

En uno de éstos, la doctora Bonnie Specker, señala que «de 110 adultos (seguidores estrictos de la macrobiótica), un 55 % presentaba una tasa de B_{12} inferior al límite de 200 picogramos de suero sanguíneo, habiéndose establecido científicamente que dicho límite es un mínimo fisiológico por debajo del cual son de temer serios trastornos de la salud».

• Las personas sometidas a un estrés excesivo o demasiado prolongado acaban por padecer carencia de la vitamina A y de algunas del complejo B (en especial la B_{12}, mayor si practicas el vegetarianismo).

En especial el estrés asociado a las responsabilidades graves constituye una dura prueba para las reservas de minerales y de vitaminas; los directivos empresariales, los controladores de vuelo, los operadores bursátiles, corren bastante peligro de sufrir «megacarencias». Es también el caso de las profesiones llamadas de riesgo: soldados, policías, submarinistas profesionales.

• ¿Trabajas forzando la vista toda la jornada delante de una pantalla o de legajos de escritos? No te quepa duda de que tienes carencia de vitamina A.

---

1. Son los que se niegan a consumir productos animales bajo ninguna forma, ni mantequilla, leche o quesos.

- Si eres una mujer de menstruación difícil o muy abundante, corres un serio riesgo de perder demasiado hierro. Y como el hierro desempeña un papel crucial para el transporte del oxígeno al cerebro, tal carencia puede afectar a tu capacidad de raciocinio lo mismo que a tu afectividad.

- ¿Trabajas de noche o con frecuentes cambios de turno u otros desfases horarios?

  Los vigilantes nocturnos, los pilotos de aviación, los controladores de vuelo, parecen (además de las deficiencias debidas al estrés) las pérdidas de numerosos minerales y vitaminas.

- Debes saber también que el mero hecho de residir en la ciudad supone una pesada carga para tu organismo. Aunque no fumes, inhalarás igualmente diversos elementos tóxicos que «se comen» tus reservas de nutrimentos esenciales.

- Atención igualmente a ciertos lugares de trabajo que tienen un ambiente particularmente insalubre. En fin de cuentas, un despacho privado de ventilación exterior no es mucho mejor que una fábrica donde se respiran tales o cuales sustancias tóxicas.

- ¿Tomas medicamentos con regularidad? Te conviene saber que muchos fármacos tan corrientes como la píldora anticonceptiva, las aspirinas, los antibióticos o los diuréticos destruyen ciertas vitaminas, cuando no dificultan o impiden su asimilación.

  De tal manera que la píldora anticonceptiva interfiere en la asimilación de las vitaminas B_6, B_9 y B_{12}. El consumo frecuente de aspirinas destruye la vitamina C.

- Dejamos para el final el grupo más amenazado, y el más numeroso: el de los que siguen un régimen dietético para adelgazar. Esto afecta a un occidental de cada cinco. La modificación de sus hábitos alimentarios y la reducción del aporte cotidiano convierten a estas personas en las más expuestas a sufrir alguna carencia alimentaria.

Seguir un régimen sin carencias: nada fácil

En cualquier caso, no olvides que no es tan fácil el lograr un régimen equilibrado. Por ejemplo, ¿comes a menudo en algún restaurante? Tu alimentación será deficiente, aunque hayas procurado evitar los *fast-food* y las hamburgueserías.

No importa que los guisos hayan sido correctamente preparados a partir de ingredientes de buena calidad. A menudo los platos se recalientan durante horas y, por consiguiente, los alimentos quedan netamente empobrecidos desde el punto de vista fisiológico.

En *The National Malnutrition*, el doctor Daniel Q. Quingley ha señalado en particular la peligrosidad de los estados carenciales en cuanto a las vitaminas A, B$_1$, C, el hierro y el calcio.

No te dejes persuadir por los rótulos «enriquecido en...» que exhiben numerosos productos alimenticios. Donde dice «enriquecido» hay que entender «empobrecido». Se intenta añadir artificialmente lo que antes se les había quitado.

¿Es aconsejable tomar suplementos vitamínicos o de sales minerales?

Es una precaución útil, a veces indispensable, para quienes forman parte de uno de los grupos citados anteriormente.

El aporte debe limitarse en el tiempo, sin embargo. Para empezar, las vitaminas en comprimidos nunca tienen la calidad de las vitaminas naturales; por otra parte, el que acusa tanta necesidad de vitaminas indudablemente sufre un problema, y ésa es la causa a que se debe atender en vez de limitarnos a tratar los efectos. Además es necesario limitar la cantidad.

Fascinados por las promesas de la publicidad, muchos se atiborran de suplementos alimentarios según Dios les da a entender. Pero el consumo exagerado de vitaminas puede conducir a la hipervitaminosis.

Ésta se manifiesta en diversos trastornos del organismo, lo mismo que las carencias alimentarias, y también son de diagnóstico difícil.

Documéntate y no cometas el error de los vitaminómanos: «Si una pequeña dosis me va bien, una gran dosis me irá mucho mejor».

Verdad es que estos preparados de venta libre son mucho menos tóxicos que algunos de los fármacos que suelen recetar los psiquiatras. Queda el hecho, sin embargo, de que presentan algunos riesgos si no se respetan determinadas condiciones.

En definitiva, las vitaminas y los minerales de la farmacia también son medicamentos, y todo medicamento tiene una posología que se debe observar.

Además, los suplementos pueden crear hábito, como sucede con otras muchas medicinas. Si hemos consumido suplementos de manera asidua y en grandes dosis, no podremos quitarnos bruscamente de hacerlo. Con todo, el riesgo de hipervitaminosis no es la única razón que invita a frenar el consumo de suplementos alimentarios. En realidad el organismo se limita a almacenar lo que necesita y expulsa el sobrante.

Por ejemplo, si ingerimos de una vez 100 mg de vitamina C, la absorción será del 90 %. En cambio, con una dosis de 1.000 mg el organismo sólo asimila un 50 % aproximadamente.

En consecuencia, se recomienda tomar dosis moderadas de los suplementos a fin de aumentar sus posibles efectos; y si sólo disponemos de maxidosis, podemos dividir las cápsulas y espaciar más las distintas ingestas. Vengan en dosis pequeñas o en maxidosis, los preparados vitamínicos ideales son los de absorción lenta. Incluso con una minidosis, la absorción prolongada garantiza una asimilación más completa. En cualquier caso, la colaboración con tu médico, un análisis de sangre y un balance vitamínico siempre evitarán que pongas en peligro el patrimonio de tu salud.

Otros tipos de suplementos

Cuando se habla de suplementos alimentarios es común pensar en los preparados de vitaminas o minerales. Pero hay otras clases de suplementos, por ejemplo aminoácidos, proteínas, aceites de pescado, determinados aceites vegetales (de germen de trigo, de borraja, etc.), las algas y el *super-blue-green*, la jalea real, la levadura de cerveza, etc.

El aceite de hígado de bacalao

Suplemento alimenticio de los más tradicionales, pero excelente. Además de proporcionar numerosos nutrimentos reconstituyentes, es un amigo fiel de tu sistema cardiovascular gracias a su abundante contenido en ácidos grasos omega-3.

¿El aceite de hígado de bacalao te evoca recuerdos de un líquido de sabor desagradable que te obligaban a beber en tu infancia? Tranquilízate, porque hoy día se expende bajo la forma de cápsulas que no dejan absolutamente ningún sabor.

Las algas y el super-blue-green

Las algas marinas son ricas en yodo, en minerales (calcio, magnesio, sodio, potasio hierro, silicio) y en oligoelementos. Contienen vitaminas

A, B1,B2, B3,C, D, E. Son remineralizantes, tienen propiedades adelgazantes (la espirulina) y estimulan las glándulas de secreción interna. Se recomiendan para combatir los sofocos, la fatiga física y nerviosa, las varices, los reumatismos, la obesidad y la celulitis.

Como estimulante y depuradora, la espirulina se encuentra en forma de cápsulas o en polvo. Todavía más potente, pero más difícil de encontrar, el *super-blue-green* es ideal para quienes deban realizar un esfuerzo extraordinario durante largos períodos.

El germen de trigo

Es la parte biológicamente activa del grano de trigo. El germen es rico en minerales y vitaminas. Contiene también ácidos esenciales. Se utiliza contra la fatiga, en los casos de desmineralización y como complemento en los períodos de crecimiento, los embarazos, las lactancias y las convalecencias. Su excepcional abundancia en vitamina E lo convierte en un «plus» muy interesante para el cerebro.

Aceite de onagra, notable alimento cerebral

El aceite de onagra es interesante por las propiedades del ácido graso esencial que contiene. Contrarresta los procesos de agregación plaquetaria y previene las afecciones cardiovasculares.

También combate el síndrome premenstrual. Por último, interviene en el crecimiento y la regeneración de los tejidos, y puede ayudar a evitar la sequedad de los ojos. Actúa también como poderoso estimulante mental y contra el envejecimiento del cerebro.

Al aceite de borraja, menos conocido, se le atribuye similar eficacia cerebral e incluso con más potencia todavía.

Las levaduras alimentarias

La de cerveza, considerablemente rica, representa para el vegetariano o para quien pocas veces consuma carnes rojas el sucedáneo ideal, porque abunda en proteínas contiene todo el complejo vitamínico B.

En su composición entran asimismo numerosos aminoácidos esenciales, lípidos y glúcidos, así como el fósforo, el magnesio y el potasio.

Puede consumirse diariamente, a razón de varias cucharaditas repartidas durante la jornada, para espolvorearla sobre los alimentos o añadirla a los zumos. La levadura es un reconstituyente general y además reequilibra y protege el sistema nervioso.

Estimula las glándulas endocrinas, combate la anemia y las toxinas, previene la aterosclerosis.

Si es levadura viva, reconstituye la flora intestinal y esto aporta una ventaja considerable a nuestra claridad mental, por cuanto estimula y facilita la digestión.

Se recomienda para cualquier forma de desmineralización, para los períodos de crecimiento, las avitaminosis, la astenia, las intoxicaciones alimentarias, las infecciones intestinales, la diabetes, las neuritis, las dermatosis, la fatiga nerviosa y muscular, los calambres.

Por último, la levadura de cerveza es también un buen complemento de los regímenes para adelgazar: tomada antes de las comidas modera el apetito.

La jalea real

Es el alimento exclusivo de la reina de las abejas y determina, como se sabe, la notable longevidad de ésta en comparación con las demás abejas. Se consume por la mañana, en ayunas.

La tomarás para las indicaciones siguientes: vigorización y defensa del organismo, prevención de infecciones, curas de cambio de estación, estados de fatiga general física o mental, convalecencias, envejecimiento.

El polen

Contiene aminoácidos, glúcidos, algunos lípidos, vitaminas (B, C, D, E, provitamina A, P), sales minerales, oligoelementos, sustancias antibióticas y ciertos enzimas necesarios para el metabolismo celular. Se tomará para combatir la anorexia y la astenia, y en los casos siguientes: fragilidad capilar, estreñimiento, colitis, diarreas, afecciones renales e intestinales, fases de crecimiento o senectud.

El propóleo

Es una sustancia gomosa o resinosa de color rojizo que las abejas recogen de los brotes de ciertos árboles (abedules, pinos, etc.). Tiene acción antibiótica natural, por lo cual resulta indicada contra las enfermedades infecciosas, anginas, resfriados, gripes, bronquitis, traqueítis, aftas, colitis y cistitis.

El salvado

A estas alturas ya no constituye ninguna revelación para el gran público su eficacia en orden a facilitar el tránsito intestinal y reducir la tasa de colesterol. Tiene en el estreñimiento su indicación más obvia.

Podemos añadirlo a los cereales del desayuno, o como ingrediente de las ensaladas.

Como «llena» mucho, sirve además de moderador del apetito, por lo cual es un gran aliado de las personas que desean adelgazar.

Los aminoácidos

La mayoría de los aminoácidos que hemos mencionado anteriormente se encuentran en el mercado bajo la forma de preparados: el triptófano, la glutamina, la metionina, la taurina, etc. El triptófano, por ejemplo, reemplaza cada vez más a los calmantes y somníferos habituales. Y la glutamina-L es un estimulante apreciable.

Los aminoácidos representan una alternativa muy interesante en lugar de numerosos fármacos químicos; incluso pueden ayudar a los toxicómanos y alcohólicos durante la fase de desintoxicación.

Conviene saber, no obstante, que el abuso de estas sustancias puede originar ciertos problemas; además hay que contar siempre con el riesgo del hábito en caso de consumo prolongado (esto es particularmente cierto con el triptófano).

Es aconsejable consultar a un médico de quien nos conste que mantiene una actitud abierta en cuanto a este tipo de aportes suplementarios.

Por lo que respecta al triptófano conviene controlar además el origen del producto.

Se desconfiará del triptófano procedente del Japón, ya que una marca japonesa importada en Estados Unidos causó muy serias molestias a más de cinco mil personas, motivo por el cual la Foods and Drugs Administration (equivalente a nuestra Dirección de Sanidad) prohibió la venta de triptófano en el mercado estadounidense hasta nueva orden.

No se ha denunciado ningún problema con los preparados de triptófano de otras procedencias.

Los suplementos alimentarios para «ponerse las pilas»

¿Eres de los que «pasan de todo» o por el contrario crees, como Rimbaud y los dadaístas, en el «desorden de todos los sentidos»? En ambos casos quizá te alegrará saber que ciertos suplementos alimentarios tienen efectos bastante análogos a los de determinadas sustancias más o menos legales. Entre dos males posibles elegiremos siempre el mal menor; sin duda te interesa más recurrir a estas sustancias que a las del mercado negro.

Por una parte, estos suplementos alimentarios se fabrican en condiciones satisfactorias de control higiénico y pureza, lo cual no sucede con los productos ilegales. Ni las anfetaminas, ni las «drogas de diseño» derivadas de ellas, ni siquiera el novedoso *herbal ecstasy*, ofrecen suficiente garantía.

Además, los suplementos en cuestión no suelen presentar efectos secundarios. Siempre que no se abuse de ellos, naturalmente.

Por otra parte, el riesgo de abuso es menos probable, ya que estos productos no son tan susceptibles de crear hábito y en muchos casos, no crean ninguno.

En este sentido pueden suponer también una alternativa viable para quienes desean abandonar drogas como la marihuana, las anfetaminas e incluso la cocaína.

Con su ayuda podrán superar mejor el síndrome de abstinencia y la desintoxicación, y lo mismo rige para los que intentan «quitarse» el tabaco o el alcohol.

En la mayoría de los casos, las dosis que indicamos aquí son las recomendadas por un especialista en vitaminas, el norteamericano H. L. Newbold.

La glutamina-L

Es un aminoácido, y con la glucosa, uno de los nutrientes principales del cerebro. Tomándola a razón de 200 a 1.000 mg la glutamina-L te dará un verdadero «subidón», el cual suele durar varias horas.

Con frecuencia se recomienda a los alcohólicos deseosos de abandonar la bebida.

Tiamina (vitamina B1)

La vitamina B1 estimula intensamente el sistema nervioso. En combinación con el aminoácido glutamina, los efectos son explosivos.

Ese cóctel convendrá a quienes necesitan un aumento de energía y estímulo mental. Para empezar prueba con una dosis de 500 mg. La tiamina es muy útil para los que desean desintoxicarse de la cocaína.

La niacina (vitamina B3)

Las primeras veces que se toma, la niacina suele provocar fuerte rubicundez, en ocasiones de pies a cabeza. Pero no hay motivos para... ruborizarse, ni tampoco nada que temer. El fenómeno es normal, como los que sobrevienen después. No es necesario correr al hospital.

Al cabo de unos cinco a diez minutos experimentarás una fuerte sensación de hormigueo y de calor a nivel de la cabeza y las orejas. Poco a poco dicha sensación se extenderá a las demás partes de tu cuerpo.

Sentirás como si te cosquillearan con millares de briznas de hierba, e ingresarás en una especie de estado alterado de la conciencia, acompañado de exaltación.

Algunos incluso han acusado alucinaciones visuales, aunque parecen bastante poco frecuentes tales efectos de la niacina.

El doctor Newbold comunica así su propia experiencia: «Miraba por la ventana las hojas otoñales, y me pareció que de pronto el follaje vibraba y empezaba a arder. Las hojas rojas, amarillas y pardas cobraron una belleza increíble durante media hora poco más o menos».

Conviene saber, no obstante, que la niacina provoca náuseas a algunas personas. Y si se toma con mucha asiduidad, hay que controlarse el hígado de vez en cuando, ya que el consumo prolongado puede perjudicar dicho órgano. Atención también a no confundir la niacina con la niacinamida, que es otra forma de la vitamina B_3 pero no tiene ninguno de los efectos «contundentes» de la niacina.

La vitamina B12

Los que padecen anemia recobrarán pronto su vitalidad mediante las inyecciones de vitamina B_{12}. Sus efectos son muchas veces asombrosos; en psiquiatría ortomolecular la B_{12} ha conseguido eliminar ciertas manifestaciones de la senilidad o la esquizofrenia.

Entre los deprimidos o los que padecen graves problemas emocionales, las megadosis de B_{12} suelen lograr también efectos absolutamente espectaculares; algunos «salen a flote» desde la primera toma. El efecto antidepresivo de la B_{12} se intensifica mediante su asociación con el aminoácido metionina.

Se administra por inyección, pero como no se excluye del todo el peligro de reacciones alérgicas, recomendamos encarecidamente la consulta previa al médico.

Lo que hay que evitar

El alcohol: rojo y negro

> *Se nos prohíbe el vino, cierto, pero sólo*
> *según la persona que lo bebe, la cantidad que bebe*
> *y con quién lo bebe. Cumplido esto,*
> *¿quién beberá sino el hombre sabio?*
> *Seguimos el curso de nuestros placeres*
> *y seguimos observando el tekbir de las cinco oraciones.*
> *Donde esté la botella verás inclinarse nuestros cuellos*
> *hacia la copa, como el de la botella misma.*
>
> Omar Khayyam, *Rubaiyat*

Nada afecta al cerebro tanto como el alcohol. Es un depresor del sistema nervioso y hace los reflejos más lentos. Es la demostración más palmaria de los efectos negativos que puede ejercer sobre la mente una sustancia extraña.

Sobre este punto no hay ambigüedad entre los investigadores. Incluso en pequeñas dosis, el alcohol perjudica el rendimiento de quien deba desarrollar cualquier actividad que exija perfecta sincronización entre el cuerpo y la mente. Como cuando conducimos un vehículo, sin ir más lejos.

Según estudios de la Universidad de Stanford, la capacidad de los pilotos puede resultar afectada todavía 14 horas después de la última copa de una «juerga».

Esta conclusión inquietó tanto a la estadounidense Federal Aviation Comission, que se planteó la necesidad de prolongar el plazo de abstinencia de ocho horas que el reglamento suele imponer habitualmente a estos profesionales.

El alcohol perjudica también los procesos de la memorización. En particular esta acción del alcohol se explica porque su presencia impide que el neurotransmisor glutamato abra a fondo las vías necesarias para que las señales nerviosas se transmitan de una neurona a la siguiente. Por tanto, la expresión «beber para olvidar» tiene un sentido más real que el que veníamos atribuyéndole hasta ahora.

Hay que admitir, sin embargo, que el culto a la «diosa botella» no impidió la creatividad de algunos grandes artistas como Verlaine, Baudelaire, Poe, Mussorgski y... ¿por qué no citarlo también?, Serge Gainsbourg.

El mismo Baudelaire, sin ir más lejos, declaró estar dispuesto a beberse el mar entero si fuese necesario para embriagarse. En su *Rubaiyat*, el poeta persa Omar Khayyam hizo el panegírico de la embriaguez mística, como se habrá comprobado por las dos cuartetas citadas al comienzo de este capítulo. Tampoco han faltado los adeptos a la embriaguez entre los grandes pensadores. ¡El filósofo y matemático Bertrand Russell consumía hasta un litro de ginebra al día! Y también el filósofo Alan Watts estaba siempre «entre copa y copa».

Etilismo y elitismo

Todos estos grandes genios, ¿habrían producido mejores obras maestras si no hubiesen probado nunca el alcohol? No es del todo seguro; algunos incluso afirmaban que el alcohol les era indispensable para sus procesos creativos. Rimbaud y los surrealistas postularon «el exceso de todos los sentidos» para alcanzar «el estado de gracia». Y Gainsbourg ha hermanado las palabras etilismo y elitismo.

¿Contradice eso los estudios que aseguran que el alcohol perjudica a la actividad mental? De ninguna manera. En realidad hay que distinguir con exactitud entre los procesos de creación y el puro trabajo intelectual.

Aquéllos se basan en la relajación de las defensas del ego consciente, en una relativa pérdida del control gracias a la cual el yo permite que la imaginación prevalezca sobre la realidad exterior inmediata, las ideas convencionales o los hechos probados.

La mayoría de las personas son incapaces de semejante liberación de las ataduras del yo consciente, y muchas veces ni siquiera los espíritus creativos consiguen liberarse de la parte «razonable» de su mente.

Todo sucede como si el alcohol lograse relajar y levantar ciertas inhibiciones del yo consciente, cuando los temores o las preocupaciones cotidianas lo paralizan.

En caso necesario puede, por tanto, conducirnos a un estado alterado bajo el cual puede manifestarse con más libertad el subconsciente. Salen a la superficie, entonces, las imágenes o las intuiciones brillantes que sin esa ayuda tal vez habrían permanecido por siempre sumergidas en el fondo del subconsciente.

Vale decir que el alcohol ha suministrado, en esas condiciones, la materia bruta o el esbozo de una obra o de un concepto.

Sin embargo, el desarrollo de esas ideas o de esas imágenes hasta llegar a la elaboración de una obra definitiva exige una gran claridad mental, incompatible con el alcohol. En esa fase de la creación el café sería una «droga» bastante más útil.

Lo mismo rige para cualquier trabajo intelectual que necesite mucha memoria y precisión mental: conferencias, reuniones de negocios, trabajos de contabilidad, exámenes, oposiciones, etc.

¿Cómo se explica esta diferencia de los efectos del alcohol a nivel cerebral?

Los estudios sobre la cuestión han demostrado que el alcohol inhibe específicamente el hemisferio cerebral izquierdo, el del raciocinio, el juicio y la expresión verbal.

Los investigadores incluso han hallado en los cerebros de alcohólicos crónicos una densidad menor en el hemisferio izquierdo que en el derecho.

Por tanto, el alcohol frena los procesos de racionalización, de autocrítica y de autocensura que normalmente moderan la actividad del hemisferio derecho. Sabemos también que este hemisferio es el asiento de las imágenes y las intuiciones. Es otra manera de decir lo que saben desde hace siglos los adoradores de Dionisos.

Hasta dónde se puede abusar del alcohol

Todo esto significa que el alcohol tiene un efecto paradójico. Si bien es cierto que obstaculiza las actividades cerebrales, también puede favorecerlas en la medida en que suspende el funcionamiento de los inhibidores psicológicos del pensamiento (los temores, los complejos, las preocupaciones agobiantes).

Por ejemplo, y aunque el alcohol afecte al hemisferio izquierdo (el de los centros del lenguaje), quizá desatará la lengua del que tenía la garganta atenazada por la timidez.

Y si en principio el alcohol perjudica la coordinación de los centros motores, también puede infundir valor al soldado que tiembla ante la inminencia del combate. Tal vez le servirá para apuntar mejor que si estuviera sobrio.

En el terreno sexual, se sabe que una pequeña dosis de alcohol puede favorecer la erección. En resumen, las ventajas pueden ser superiores a los inconvenientes... pero sólo al corto plazo. A la larga, en efecto, el abuso del alcohol produce un deterioro de la materia gris y una atrofia cerebral.

Según indica un estudio publicado por el *British Medical Journal*, el cerebro de los alcohólicos pesa, en promedio, 100 gramos menos que el de los bebedores moderados o los abstemios. Es decir, 1.300 gramos en vez de 1.400.

Cuando se toma en cantidad moderada, el alcohol puede ponerte en contacto con una parte de tu mente que tenías normalmente olvidada por culpa del estrés y de las preocupaciones. En cierto modo el alcohol te muestra tus posibilidades. Pero no puede «actualizarlas» al largo plazo. Viene a ser como si nos hubiéramos perdido en un bosque y trepáramos a un árbol para buscar el camino. Una vez arriba sabrás adónde ir, pero todavía no habrás ido. Nadie te quita el recorrido a pie que te falta para salir del bosque.

El alcohol y las mujeres

¿Es verdad que las mujeres toleran menos el alcohol? En efecto, si hacemos caso de un estudio reciente publicado por el *New England Journal of Medicine*.

Según este trabajo, el alcohol le hace a la mujer el doble de efecto que al hombre. Además sus manifestaciones se presentan con mayor rapidez y se prolongan más.

Para explicar este hecho se aduce que el estómago de la mujer segrega menos enzimas de los que permiten la digestión normal del alcohol. Dichos enzimas reducen la proporción de alcohol puro que pasa a la circulación sanguínea. De tal manera que en ellas, una mayor cantidad de etanol se transfiere directamente del estómago a la sangre sin pasar por los intestinos.

En las alcohólicas se agrava incluso la situación. De acuerdo con uno de los investigadores que colaboraron en el estudio citado, «a lo que parece las mujeres alcohólicas acaban por perder del todo la protección gástrica; cuando beben, es como si se inyectasen directamente el alcohol en las venas».

El mismo estudio indica que los hombres alcohólicos mantienen la mitad de sus enzimas protectores y por tanto, su hígado no se deteriora con tanta rapidez como el de las féminas.

Ventajas de un trago ocasional para la salud

Consumido con moderación el alcohol, y más especialmente el vino, puede surtir efectos beneficiosos para el sistema cardiovascular.

Varias investigaciones han demostrado, en efecto, que:

• Aumenta la tasa de HDL, el colesterol «bueno», el que elimina las grasas responsables de la formación de la placa ateromatosa y del endurecimiento de las arterias;

• contrarresta la formación de coágulos sanguíneos y la agregación plaquetaria;

• por su efecto relajante, descansa la actividad del corazón.

Por supuesto, los efectos positivos del alcohol sólo se obtendrán en la medida en que su consumo sea moderado. O como dijo Paracelso, «la dosis hace el veneno».

Para que el alcohol no deje de ser un medicamento, hay que respetar las dosis siguientes:

* Vino: 1/4 l los hombres y 1/8 l las mujeres;

* cerveza: 2 botellines los hombres, 1 botellín las mujeres;

* licores y destilados: 60 ml los hombres, 30 ml las mujeres.

Las cantidades citadas se entienden diarias, determinadas por el sexo y también según la ingesta habitual de fármacos, porque algunas mezclas pueden acarrear consecuencias catastróficas.

Para más detalles sobre este problema véase el apartado siguiente acerca de los medicamentos.

Los medicamentos: algunos son falsos amigos de tu cerebro

Para su lucha contra las enfermedades, la medicina moderna no confía mucho en los remedios naturales. Por lo general recurre a productos de síntesis química. A veces éstos atacan las raíces del mal, pero más a menudo se contentan con limitar sus efectos.

Tomemos el caso de los antidepresivos. En realidad, son a la depresión nerviosa lo que la aspirina al dolor de muelas. Mientras no se haya remediado el mal verdadero, el fármaco podrá enmascarar sus efectos, pero no habrá eliminado la causa.

Lo mismo sucede con la mayoría de los medicamentos de mayor consumo, varios de los cuales afectarán además a tu cerebro por una vía u otra:

- Los barbitúricos y otros somníferos te ayudan a dormir pero no tratan la causa del insomnio. Y lo que es peor, el uso inmoderado o prolongado de aquéllos va a deteriorar el funcionamiento de tu mente durante la vigilia. Tu memoria y tu capacidad de concentración quedarán perjudicadas a corto y a largo plazo.

  Incluso los calmantes y los ansiolíticos más suaves, tomados con demasiada asiduidad, acaban por afectar a la inteligencia.

- Los laxantes te aportan un alivio inmediato. Pero cuando el estreñimiento es crónico, incurrimos en el peligro de la habituación y de trastornos en la asimilación de los alimentos, lo cual no deja de tener su repercusión sobre la actividad mental.

- Las anfetaminas, los estimulantes y los excitantes pueden prestar algunos servicios excepcionales, aunque no te resolverán ningún problema físico y corres el grave riesgo del hábito.

- Los antibióticos permiten combatir las infecciones, pero embotan el intelecto. Siempre que se halle un sustitutivo natural, aprovéchalo. Aquéllos dañan la flora intestinal y afectan con ello la asimilación de sustancias que son vitales para tu cerebro.

  Además, en caso de administración prolongada los antibióticos degradan la hemoglobina y acarrean la anemia. Se han comunicado incluso algunos casos de edema cerebral consiguiente a la toma de antibióticos.

• El fenobarbital está considerado como un medicamento excelente para calmar las convulsiones asociadas a la fiebre. Pero todo parece indicar que este medicamento «clásico» tiene una incidencia significativa sobre el cociente de inteligencia.

Un estudio citado por el *New England Journal of Medicine* Vol. 322, n° 6, denuncia un retraso del desarrollo intelectual en un grupo de niños tratados durante dos años con fenobarbital; los niños que recibieron un placebo tenían un C.I. superior en 8,4 puntos como promedio.

No terminan ahí los resultados del estudio, sin embargo. Seis meses después de la terminación del tratamiento, el C.I. de los niños así tratados seguía siendo más bajo que el de los demás.

Por otra parte, el estudio demuestra que aquéllos seguían padeciendo convulsiones con la misma frecuencia que los niños que no habían recibido fenobarbital.

Las combinaciones nocivas fármacos-alimentos

¿Recuerdas la teoría de las combinaciones alimentarias perjudiciales que mencionábamos en un lugar anterior? En efecto, la combinación de ciertos alimentos en una misma comida puede tener repercusiones nefastas.

Pero hay cosas todavía peores. Algunos medicamentos, válidos de por sí, pueden resultar peligrosos cuando se combinan con ciertas categorías de alimentos, éstos también de por sí perfectamente recomendables. También puede evidenciarse desastrosa la combinación de diferentes fármacos. Y cuando interviene además el alcohol, ¡cuidado! Te arriesgas a ingerir un cóctel molotov que ponga en peligro tu vida.

Algunas combinaciones perjudiciales fármacos-alimentos

No hay que mezclar demasiado asiduamente los antidepresivos con los alimentos alcalinos: la leche, las almendras, las castañas, el coco, las legumbres secas excepto las lentejas, y los frutos excepto el arándano, las ciruelas y las ciruelas pasas.

• Los antidepresivos que contienen inhibidores de la MAO (monoamina-oxidasa)[1] y ciertos antitumorales combinados con alimentos que contengan tiramina pueden originar los síntomas siguientes: náuseas, dolor de cabeza, palpitaciones, crisis de hipertensión, crisis cardíaca.

Si tomas tales medicamentos, desconfía en especial de los alimentos siguientes: los arenques, los hígados de pollo, los quesos, el vino, la cerveza, el chocolate, el yogur, las berenjenas, etc.

• La aspirina reduce las reservas de vitamina C[2]. Pero si tomas suplementos de vitamina C al mismo tiempo que la aspirina, debes saber que la vitamina C retrasa la metabolización de la aspirina y que eso desencadena a veces reacciones tóxicas, aun cuando las dosis de aspirina sean pequeñas.

• También conviene saber que algunos medicamentos se absorben mejor cuando se toman en conjunción con las comidas, mientras que con otros, tal circunstancia retrasa o reduce la absorción.

Los fármacos contra la hipertensión, por ejemplo, se asimilan mejor con las comidas, y lo mismo sucede con ciertas vitaminas (véase el capítulo que hemos dedicado a los suplementos alimentarios).

1. Sustancia que regula la actividad de los neurotransmisores, en particular la de la dopamina.
2. Y también las de vitamina K y hierro.

En cambio, la absorción de los antibióticos y también la del calcio y el potasio queda contrarrestada por el consumo simultáneo de alimentos. (Esto interesa tenerlo presente sobre todo para los antibióticos; así evitaremos el tomar cantidades excesivas de ellos.)

Las combinaciones perjudiciales alcohol-fármacos

El alcohol es un depresor del sistema nervioso central. Sus efectos se duplican o incluso triplican al tomarlo con ciertos medicamentos. En algunos casos el resultado es francamente desastroso, con posible coma y muerte.

Se dice por ejemplo que Brian Jones, el célebre guitarrista de los Rolling Stones, murió después de haber consumido simultáneamente alcohol y barbitúricos.

Entre los medicamentos que de ningún modo deben tomarse junto con bebidas alcohólicas, estaremos especialmente atentos a los siguientes:

- Los analgésicos narcóticos (morfina, etc.),

- las píldoras para dormir,

- los tranquilizantes (barbitúricos, etc.),

- los antihistamínicos (medicamentos contra las alergias),

- los neurolépticos (fármacos empleados en psiquiatría),

- la nitroglicerina (en personas de edad avanzada, la mezcla de la nitro con el alcohol produce una súbita caída de la tensión sanguínea).

Otras combinaciones, sin ser tan catastróficas, también pueden acarrear consecuencias bastante desagradables.

Por ejemplo, hay que desconfiar de unos preparados tan banales como los jarabes contra la tos. El agente antitusígeno que suelen contener es la codeína, y ésta multiplica considerablemente los efectos del alcohol; las consecuencias podrían sobrevenirte estando al volante, en forma de trastornos de la coordinación física.

Por otra parte, la combinación del alcohol con ciertos antibióticos (tipo sulfas) te expone a malestares varios como náuseas, dolor de cabeza, vómitos, dolores de vientre o de pecho, respiración angustiosa, etc.

Es imposible relacionar todos los fármacos y sus contraindicaciones alimentarias; además las reacciones dependen muchas veces de la edad y del sexo.

Siempre que te receten un fármaco, a poco «fuerte» que sea, debes sentar a tu médico en el banquillo. Que te explique todos los efectos secundarios del medicamento; en particular interrógale acerca de las posibles interacciones con el alcohol.

Tampoco estaría de más acudir a la biblioteca y consultar un vademécum farmacéutico para quedar bien seguros.

El espejismo de las drogas

«¡Cuidado, princesa mía! Cuando esté contigo te besaré tan fuerte que te pondrás colorada y te obligaré a comer hasta que hayas echado redondeces. [...] Veremos entonces quién de los dos es más fuerte, la dulce niña que no come lo suficiente, o el señor grandullón y robusto con el cuerpo lleno de cocaína. Durante mi última depresión volví a tomar la coca y una pequeña dosis bastó para reponerme de una manera maravillosa.»

¿Lo habríais adivinado? El autor de estas líneas no es otro sino Sigmund Freud, y el párrafo está extraído de una carta que escribió a su prometida en la época en que él utilizaba y estudiaba la cocaína en tanto que médico. Como se echa de ver por la carta, no tenía inconveniente en alabar sus efectos.

Algunos aseguran incluso que la cocaína le sirvió de «musa» para la elaboración de sus teorías psicoanalíticas, lo cual resulta no poco verosímil cuando leemos en *Über Coca,* la monografía que dedicó a la cuestión: «Entre aquellos de mis pacientes a quienes receté la coca, tres declararon haber experimentado una excitación sexual que atribuyeron sin vacilar a dicha sustancia».

Freud dista de ser un caso aislado entre quienes configuraron decisivamente el pensamiento del siglo xx. Sabemos también que Jean-Paul Sartre acudió con frecuencia a las anfetaminas mientras escribía su célebre obra *La Critique de la raison dialectique.* Y podríamos citar otros ejemplos no menos conocidos.

Los casos de estos grandes ingenios podrían dar lugar a pensar que tal vez el consumo de la cocaína y las anfetaminas tiene sus aspectos positivos, estando demostrado además que estas sustancias procuran sensaciones de bienestar profundo, estímulo mental y desaparición de los límites impuestos por la fatiga.

Sin embargo, no creemos que Freud el médico hubiera seguido utilizando la cocaína si hubiese conocido los descubrimientos más recientes en cuanto a la acción de dicha droga sobre el cerebro. En la actualidad la ciencia se halla en condiciones de explicar al dedillo la acción devastadora de la cocaína y de las anfetaminas, y lo mismo el fenómeno del hábito.

¿Cómo actúan la cocaína y las anfetaminas?

La una y las otras actúan en particular sobre los receptores del neurotransmisor dopamina, en principio enviando más dopamina a los receptores sinápticos de las neuronas contiguas, y evitando luego que la dopamina retorne a las neuronas emisoras.

En estas condiciones la célula nerviosa receptora se halla insistentemente estimulada por un impulso eléctrico placentero. El «subidón» cocaínico es consecuencia de esa hiperestimulación de los receptores sinápticos que no dejan de «vibrar».

Al principio todo va bien. Las neuronas emisoras tienen reservas de dopamina suficientes para transmitírselas a los receptores sinápticos de las neuronas siguientes; pero llega el momento en que dichas reservas de dopamina quedan totalmente agotadas.

Al mismo tiempo los receptores sinápticos hiperestimulados siguen activos pero ya no pueden emitir ninguna señal de placer. Podríamos compararlos con un teléfono descolgado que sigue dando señal continuamente, pero sin que nadie recoja el auricular para escuchar. La neurona receptora espera con impaciencia un mensaje de placer, pero por desgracia no hay más que captar.

Esto produce una sensación de suma frustración, que empuja a repetir, y se establece el círculo vicioso de la dependencia.

La cocaína y la conducción del automóvil

Recientemente, en la revista *Journal of the American Medical Association* Vol. 263 n° 2, dos investigadores se hacían eco de la circunstancia de que un 18,2% de las conductores fallecidos por accidente en Nueva York tuviesen cocaína en la sangre.

De éstos, un 10% tenían alcohol además de cocaína. De acuerdo con uno de estos autores, la cocaína por sí sola es suficiente para afectar a la conducción del automóvil. Pero la «resaca» al día siguiente de una toma representaba un peligro todavía más grande, porque muchos de las cocainómanos recurrían al alcohol y otros sedantes para atenuar el estado de angustia ligado a la privación.

La heroína, la morfina y el opio

La heroína, la morfina y el opio reducen la ansiedad en gran medida, y se utilizan también para combatir el dolor de ciertos pacientes en fase terminal. Algunos célebres creadores han recurrido también a esas drogas. El gran escritor William Burroughs consiguió poetizar el infierno de la heroína. Y «la inmensidad sin más decorado que ella misma» (según la expresión de Baudelaire) de las óperas wagnerianas refleja en buena parte las ensoñaciones opiáceas del insigne compositor germano.

Aunque no siempre intervienen los mismos neurotransmisores en la actividad de estas distintas drogas, el proceso de habituación viene a ser muy similar. Y el consumo regular y prolongado acarrea efectos parecidamente nefastos.

Por supuesto nunca faltan historias de «salvaciones milagrosas». El mismo Burroughs, por ejemplo se convirtió a la enseñanza de la literatura en el Shambalah Institute, y a la práctica de la meditación budista.

También cabe citar el caso del Swami Veeresh, quien después de una vida de heroinómano en los bajos fondos de Nueva York logró sanearse y llegó a fundar un notable instituto psicoterapéutico en Holanda, la Osho MultiUniversity, que ofrece un planteamiento revolucionario frente a los problemas de las toxicomanías.

Frente a estos grandes pensadores que supieron utilizar las drogas para «robar el fuego de los dioses», sin embargo, ¡cuántos intoxicados viven una existencia de fieras acorraladas!

Por fortuna, y como hemos visto en el capítulo anterior, se cuenta con ciertas vitaminas y aminoácidos que bajo un riesgo limitado pueden aportar ese sobre estímulo añadido que algunos necesitan para enfrentarse a un destino particularmente difícil.

Dichos aminoácidos también resultan muy útiles durante la fase de desintoxicación para sosegar o estimular, según convenga.

¿Tomas habitualmente Valium?

Con el Librium, es el tranquilizante más difundido y, para algunos expertos, la demostración de un abuso generalizado. Abuso por parte de los médicos que lo recetan alegremente, sin demasiadas comprobaciones. Abuso también por parte de los consumidores, que sólo piensan en quitarse las contrariedades sin esfuerzo alguno.

Otros expertos, en cambio, ven el abuso en la sociedad frente a los individuos que se defienden contra el estrés como pueden, con los medios a su alcance: el Librium, la taza de café, la copa de vino. Para eso también existen, como en el caso de los estimulantes, medios naturales que son a largo plazo mucho más eficaces que los tranquilizantes químicos cuando se trata de calmar el estrés y el insomnio.

Perspectiva: hay drogas y drogas

El tabaco, la marihuana y la cocaína son drogas cuyos efectos tal vez no has conocido.

Pero no olvides que también el trabajo, los amores, los deportes, pueden ser drogas tan perniciosas como las de más funesto renombre.

Así lo cree, en particular, Jacquelyn Small, psiquiatra de Austin (Texas). Según ella el peligro no está en el producto ni en la actividad de éste, sino más especialmente en el psiquismo del individuo predestinado a caer en una adicción.

Si eres de las personas que se clasifican en la categoría de los obsesivos-compulsivos, estás en peligro. La expresión que adopte finalmente la dependencia es más bien cosa del azar; algunos satisfacen esa necesidad por medio del trabajo, otros mediante el café, o una ludopatía, o buscando refugio en las drogas «fuertes». Dicho de otro modo, no se vuelve uno adicto porque haya ensayado tal o cual sustancia.

«Es difícil dibujar un retrato exacto del potencial toxicómano —asegura Jacquelyn Small—, aunque por lo general se trata de individuos nerviosos, ansiosos, en permanente inseguridad, y que buscan satisfacción en algo exterior; estas consideraciones son anteriores a la valoración de la toxicidad o la actividad de la sustancia elegida.»

La sal: ¡consumes cuatro veces más de la que necesitas!

La sal no sólo está en el salero que tienes sobre la mesa, sino que se añade, sin que tú lo sepas, duran te la fabricación de numerosos alimentos. En consecuencia es posible que seas, lo mismo que el 90 % de nuestros contemporáneos, un adicto o adicta que no puede dejar de añadir sal a todo, incluso a los platos que ya la llevan.

Nuestras necesidades cotidianas se cubren sobradamente con unos 1.000 a 1.200 mg; por encima de esas cantidades la sal amenaza con acarrear varios problemas, algunos de éstos bastante graves. Pues bien, el occidental medio consume entre 5.000 y 7.000 mg a lo largo de su jornada.

Dejemos que hablen las cifras. Un *Big Mac* aporta 979 mg y una pizza industrial pequeña, 1.471 mg. Una hamburguesa con queso y tocino contiene hasta 1.970 mg de sal si añadimos unas patatas fritas y algún condimento. Y no hablemos de las patatas *chips*, que constituyen el almuerzo de no pocos conciudadanos.

Repitámoslo una vez más: la salud de tu organismo y la de tu cerebro dependen de tus elecciones alimentarias.

La sal es un peligro y una necesidad al mismo tiempo

Tu cuerpo contiene un 60 a 70 % de agua. La vida y el funcionamiento de tus células dependen directamente del equilibrio hídrico del organismo.

Ahí es donde interviene la sal, para bien o para mal según los casos:

• Un exceso de sal provoca la retención de agua, desequilibrio que favorece, entre otras anomalías, el aumento de la tensión arterial. Por algo los bares ponen como tapa unos cacahuetes salados o cosa parecida. La sal inmoviliza gran cantidad de agua, se instaura la sensación de sed, y allá va otra cerveza, más cacahuetes, etc.

- Por el contrario, un defecto de sal permitirá la eliminación excesiva del agua, lo cual produce un desequilibrio de signo diferente; en particular el déficit de sodio es causa de calambres en piernas y brazos.

¿Te amenaza algún peligro a causa de la sal?

- Si tienes el hábito de las comidas muy saladas, evidentemente.

- Si tus progenitores tienen un historial de afecciones circulatorias o cardíacas, la amenaza para ti es ya directísima.

Un estudio reciente de la Universidad de Indiana demostró que ciertos individuos eran mucho más sensibles que otros a los efectos nocivos de la sal; el principal factor responsable era la predisposición hereditaria.

- Durante el período premenstrual la mujer sufre las molestias de la retención de agua; en esas fechas les conviene vigilar la alimentación, a fin de no agravar su estado consumiendo demasiada sal.

- Por el contrario los deportistas, los trabajadores manuales y toda persona susceptible de transpirar en abundancia se exponen a padecer una deshidratación. ¿Estás tú en ese caso? Entonces, la transpiración elimina, además del agua, muchas sales minerales y otros elementos indispensables; en tales condiciones puede ser interesante el consumo de sal.

Salar menos y saborear más... durante más años

Si salaras menos tus platos volverías a descubrir el sabor de los alimentos. A los cardíacos muchas veces se les impone un régimen exento de sal. Pregúntales su opinión al cabo de algunos meses. Muchos te dirán que han redescubierto el verdadero sabor de las comidas. El empleo de la sal es una tradición alimentaria mantenida por los grupos de presión de la industria con entusiasmo digno de mejor causa, pero a ti nadie te impide prescindir de ella.

Aumenta tu aporte de potasio

El equilibrio entre el sodio y el potasio es capital, indispensable al equilibrio hídrico del cerebro. Según la estadounidense Food and Drug Administration, el norteamericano medio —que es como decir el occidental medio— consume dos veces más sodio que potasio.

Por desgracia, la proporción equilibrada debería ser la contraria, es decir dos veces más potasio que sodio. Intenta, por consiguiente, aumentar tu aporte de potasio. Este elemento se halla presente en ciertas frutas como las naranjas, los plátanos, los melones, la uva, el tomate, y asimismo en muchas hortalizas muy corrientes: patatas, coles de Bruselas, espinacas, setas...

El azúcar: ni tan blanco ni tan negro

«El mal del azúcar», «el azúcar en el banquillo de los acusados», «el azúcar veneno para el organismo», son titulares alarmantes que leemos con alguna frecuencia.

El célebre doctor Kousmine, en su libro *Soyez bien dans votre assiette jusqu' à 80 ans et plus*, llega al extremo de establecer un vínculo entre el consumo de azúcar (y cereales refinados) y la aparición de dolencias tan graves como el cáncer.

Sin embargo el azúcar, o los hidratos de carbono, o los glúcidos, como también se llaman, constituyen nuestra fuente principal de energía, y además la única utilizable directamente por nuestro cerebro.

Por otra parte, desempeñan un papel importante en la absorción de las proteínas y de los lípidos, y son útiles para el buen funcionamiento del hígado y del intestino.

¿Por qué tienen tan mala fama los azúcares, entonces?

Buenos y malos azúcares

A decir verdad, hay azúcares y azúcares. Son dos los elementos principales que deben tenerse en cuenta para juzgar del valor de un alimento edulcorado.

1. Por una parte, hay que saber cuál es la tasa de azúcar rápidamente asimilable (glucosa, fructosa) que contienen nuestros alimentos.

El caso es que el organismo no puede almacenar sino una pequeña cantidad de azúcar. Cuando recibe demasiado, el excedente se transforma en grasa, lo cual puede acarrear la obesidad. Además el exceso de azúcar castiga el hígado y el páncreas. Y por último la glucosa, que forma el 90 % del azúcar refinado, eleva la tasa de colesterol y de grasas en sangre.

2. Por otra parte, hay que tener en cuenta el valor nutritivo de los alimentos azucarados que consumimos.
Ciertos alimentos, aunque ricos en azúcares rápidamente asimilables, también aportan vitaminas, minerales, etc., como sería el caso de las frutas secas, los jarabes (de malta, de arroz, de arce), las melazas, la miel. De éstos podemos consumir en cantidad razonable.

En cambio, el azúcar blanco, cuya concentración en glucosa (azúcar rápidamente asimilable) es con un 99 % la mayor de todos los alimentos, no contiene sino una cantidad ínfima de otros elementos constructivos.

No es muy diferente el azúcar moreno, ya que se trata sencillamente de un azúcar blanco al que se ha añadido algo de melaza.

Nada más indicado que el azúcar refinado, blanco o moreno, para desequilibrar el organismo. Y es una desgracia que su utilización se haya generalizado tanto durante los últimos decenios. Es el aditivo más ampliamente utilizado en los procesos de transformación de los alimentos.

Por consiguiente, lo hallamos casi en todas partes: los caramelos, los pasteles, los helados a la crema, las conservas, las bebidas gaseosas, los cereales refinados, etc. En las etiquetas lo distinguirás bajo las nomenclaturas acabadas en «osa» como dextrosa, sacarosa, etc., y muchas de las acabadas en «ol» como sorbitol, manitol, etc.

Además de ponerlo en todas partes nos lo administran en porciones sumamente generosas; las cifras son bastante elocuentes:

- Una ración de tarta de manzana contiene como 20 cucharaditas de azúcar

- un buñuelo, 7 cucharaditas por lo menos

- 13 g de crema al chocolate, 2 cucharaditas

- 100 g de tarta al chocolate, 15 cucharaditas

- 25 g de macarrones, 3 cucharaditas

- 20 g de *brownies* (pastas de chocolate con almendras), 3 cucharaditas

Cuidado con los azucares ocultos

No hay que bajar la guardia, porque el azúcar se esconde en muchos alimentos y no sólo en los dulces.

Para calcular tu consumo cotidiano debes tener en cuenta el azúcar invisible presente en el ketchup, las sopas y las verduras enlatadas, las salsas para aliño, el pan, las pizzas y, cómo no, en casi todos los cereales tipo palomitas.

También se halla presente en numerosos fármacos y preparados vitamínicos como excipiente que edulcora los jarabes o reviste las grageas. Lo contienen incluso las pastas dentífricas.

En cuanto a los zumos, aunque sean ciento por ciento naturales, también presentan una fuerte concentración de azúcar; un vaso de zumo de manzana contiene azúcar equivalente a... cinco cucharadas soperas.

O dicho de otro modo, un vaso de zumo de manzana tiene hasta un 40% más azúcar que una porción de chocolate del mismo peso.

¿Qué azúcar hay que elegir?

Así pues, ¿con qué endulzaremos la infusión de hierbas de la noche? ¿Con azúcar moreno, con miel... o nada?

Al igual que la mayoría de las personas, sin duda consumes demasiado azúcar. Si eres de los que no pueden tomarse su café de la mañana sin añadirle azúcar, estás en la categoría de los «drogadictos» del azúcar... porque éste se convierte a veces en una droga adictiva lo mismo que el café o el tabaco.

Nuestro primer consejo, por consiguiente: que lo reduzcas al máximo, evitando espolvorearlo sobre todo lo que tomas y en particular, sobre lo que ya lo contiene, por ejemplo las rodajas de pomelo.

El segundo, y si verdaderamente no puedes prescindir, prefiere los azúcares «naturales» a los refinados, los «azúcares no azucarados» a los azucarados.

Por ejemplo, si un trozo de azúcar moreno parece más provechoso, porque contiene más minerales que el azúcar blanco más refinado, globalmente lo juzgaremos mucho menos interesante que una cucharada de miel, por ser ésta, con mucho, la forma más natural. Entre los demás azúcares naturales más recomendables podemos escoger la melaza, el jarabe de malta, el jarabe de arce, el azúcar de caña no refinado.

Recordemos lo obvio, sin embargo, que lo ideal sería llegar a contentarse con el azúcar que proporcionan las frutas.

¿Qué pensar del rito de la sacarina?

La culpa la tuvo Napoleón

La idea de reemplazar el azúcar no es nueva. En tiempos del bloqueo británico de las costas francesas, Napoleón fomentó investigaciones encaminadas a buscar la sustitución de la caña de azúcar.

En aquel entonces no se trataba de salud, por supuesto, sino de razones económicas. El conflicto hizo muy precario el aprovisionamiento de productos coloniales.

Los sabios lograron extraer azúcar de la remolacha, pero no fue hasta 1879 cuando se logró un sucedáneo total, la sacarina, edulcorante artificial sin valor nutritivo. Hasta hoy, en que los establecimientos públicos nos sirven el café dándonos a escoger entre el terrón de azúcar o el sobrecito de sacarina.

Estos «falsos azúcares» inventados por la industria moderna tienen un poder edulcorante muy superior y muy bajo valor calorífico, sólo que todavía no conocemos bien cuáles pueden ser sus efectos a largo plazo sobre el organismo.

Uno de los más populares, el aspartamo, parecía muy prometedor, pero algunos estudios recientes parecen desmentir su buena reputación. Ante todo parece que engorda en vez de adelgazar, porque activa la producción de ciertas sustancias responsables del apetito.

En segundo lugar, empezaron a merodear las quejas de usuarios que comunicaban muy enojosos efectos secundarios: vértigos, dolor de cabeza, crisis de epilepsia. Por último, algunos experimentos realizados con ratones indican que el aspartamo puede originar tumores cerebrales. Queda claro que no es buena solución.

Novedades en el reino del azúcar: la asombrosa stevia

Afortunadamente, en los últimos años han aparecido sucesores netamente más interesantes que el aspartamo.

Tal es el caso de la stevia, en particular, edulcorante que procede de una planta de América del Sur, conocida desde hace siglos por los indígenas. Su poder edulcorante excede todo lo imaginable. Además de ser muy poco calorífica, endulza 300 veces más que el azúcar blanco, o dicho de otro modo, una cucharada de stevia equivale a una taza llena de azúcar.

Además tiene propiedades medicinales. Las investigaciones han demostrado que es capaz de regular la tasa de glucemia y además presenta efectos positivos para el bazo, el páncreas y el hígado.

Según esto, los diabéticos y los hipoglucémicos resultarán especialmente beneficiados.

Purifica el cuerpo y la mente

La eficacia de tu inteligencia, de tu memoria, de tu cerebro, es directamente proporcional a la eficacia de tu organismo en general. Cuida bien tu cuerpo, y tu cerebro será el primer beneficiado.

Para conseguirlo, es menester que le proporciones a tu organismo el mejor carburante disponible, como haces con tu coche.

Tu alimentación, es decir tu carburante, no eliminará las obligaciones que tienes contraídas ni los trabajos pendientes. Pero puede ayudarte a dominarlos, a defender tu autonomía frente a ellos.

Tu patrono, tu trabajo y la sociedad de consumo siempre estarán ahí. De ahora en adelante, sin embargo, contarás con las energías precisas para enfrentarte a ellos.

Digerir rápido y bien

Es asombroso cómo el organismo produce y elimina de trescientos a ochocientos millardos de células al día, ¡todo un trabajo! Por supuesto tiene que utilizar como materia prima aquello que comemos.

Si lo que comemos se digiere con dificultad o demasiado despacio, sobrecargamos la máquina. Si además esa alimentación es demasiado rica, demasiado abundante y compuesta en parte por toxinas y elementos no digeribles, estamos ensuciando el mecanismo.

No olvides nunca lo siguiente: cuanto más larga y penosa sea tu digestión, menor será la energía disponible para la actividad del cerebro y del resto de tu organismo.

Únicamente los holgazanes pueden permitirse el lujo de descansar durante la digestión. Tú no tienes tiempo que perder y además necesitas poder disponer de todas tus energías. Pero, ¿cómo tendrás la seguridad de digerir bien, todas las veces? Esto es lo que veremos a continuación.

El extraordinario método de las combinaciones alimenticias del doctor Shelton

Comemos alimentos que se hacen la guerra en nuestro cuerpo.

Hipócrates

A gran señor, gran honor

Los alimentos que comes te dan energía... pero también te la quitan. O mejor dicho, la digestión es la función vital que más energía quema. Es considerable la energía necesaria para digerir un alimento. Aunque disponemos de medios para evitar que la digestión se nos lleve demasiados recursos.

¿Cómo? Es bien sencillo, hay que combinar con acierto los alimentos, o dicho de otro modo, procurar no reunir cualquier cosa en la misma comida que cualquier otra. Si aprendemos a combinar nuestros alimentos reduciremos el tiempo y la energía que consume su digestión. De esta manera, incrementaremos nuestro capital energético y pensaremos con más claridad.

«La manera en que digerimos decide casi siempre la manera en que pensamos.»

Voltaire

El célebre higienista norteamericano Herbert Shelton dedicó más de 50 años al estudio de esta cuestión, durante los cuales acumuló gran número de investigaciones sobre los efectos de las diferentes combinaciones alimenticias.[1] Esos estudios demuestran que el simultanear la asimilación de alimentos pertenecientes a grupos distintos perjudica a la digestión y al estado general de la salud. Siguiendo el hilo de sus observaciones el doctor Shelton elaboró un sistema de combinaciones con el propósito de favorecer una asimilación máxima de los nutrientes ingeridos simplificando al mismo tiempo la actividad digestiva..

A algunos lectores esta idea tal vez les recordará el método de Michel de Montignac (*Cómo adelgazar sin dejar los almuerzos de negocios*), que armó mucho alboroto hace años. Las semejanzas no son casuales, porque el método «original» de Montignac no era más que un refrito del método Shelton. En consecuencia, explicaremos aquí las líneas maestras del método «padre» de Shelton sin modificarlo en ningún punto.

Combinaciones que hay que procurar evitar en una misma comida

1. Los ácidos con los almidones

Los alimentos ácidos destruyen la ptialina o amilasa salival, un enzima que si bien no es necesario para la digestión de los ácidos sí prepara la de los almidones. Por tanto, al combinar los alimentos ácidos con farináceos (almidones), dificultamos la digestión de éstos.

2. Los almidones con las proteínas

La asimilación de las proteínas reclama una digestión gástrica diferente de la que utilizan los almidones.

1. Herbert M. Shelton, *La combinación de los alimentos*, Obelisco, 1994.

3. Las proteínas con las proteínas

Se evitará el mezclar las carnes con la leche, los quesos, los huevos, los frutos secos o las legumbres secas. Cada tipo de proteínas requiere diferente concentración y calidad de las secreciones gástricas.

4. Los ácidos con las proteínas

Los ácidos y las proteínas no combinan bien. La pepsina es un enzima que interviene en la digestión de las proteínas, pero su acción requiere un medio de acidez definida; si aumentamos la acidez de dicho medio ingiriendo alimentos ácidos, el enzima resulta ineficaz e incluso puede quedar destruido.

5. Las grasas con las proteínas

Todas las grasas se caracterizan por retardar la efusión del jugo gástrico, de tal manera que hacen más lenta la digestión de las proteínas. No obstante, si acompañamos nuestras proteínas con una buena cantidad de verduras, éstas pueden llegar a neutralizar el efecto de las grasas.

6. Los azúcares con las proteínas

La digestión de los azúcares es intestinal, mientras que la todos los demás alimentos empieza en la fase gástrica. Si combinamos azúcares y proteínas en la misma comida, aquéllos quedarán retenidos en el estómago mientras comienza la digestión de las proteínas. Esos azúcares fermentarán e intoxicarán el organismo. Por otra parte, los azúcares son alimentos acidificantes. Como hemos visto en un apartado anterior, los alimentos ácidos inhiben la secreción de los jugos digestivos, por consiguiente dificultan la digestión de las proteínas.

7. Los azúcares con los almidones

Se trata de una combinación muy corriente: pastelería, galletas a la miel, tortitas con jarabe de arce, etc. Al igual que la combinación de los azúcares con las proteínas, ésta implica una fermentación gástrica de aquéllos. Además queda perjudicada la digestión de los almidones. Los azúcares reclaman una saliva exenta de ptialina, enzima esencial para digerir los almidones.

8. Los melones

El melón debe comerse solo o, en todo caso, combinado con otras frutas frescas.

9. La leche

Es aconsejable beberla sola o, en todo caso, con frutas ácidas.

La clasificación de los alimentos según Sheldon

Proteínas: Carnes, huevos, leche, quesos, pescados, frutos secos, etc.
Farináceos: Los cereales y sus derivados (pan, pasta alimenticia, etc.)
Leche cuajada: Yogur, kéfir, etc.
Verduras: Todas las hortalizas verdes.
Fruta ácida: Naranja, pomelo, piña americana, tomate, etc.
Fruta semiárida: Manzana, pera, melocotón, albaricoque, ciruela, etc.
Fruta dulce: Plátano, uva madura, dátil, higo, etc.

Observación: Se admiten los frutos secos y los quesos en combinación fruta ácida.

Tabla de combinaciones alimenticias

	Proteínas	Farináceos	Grasas	Leche fresca	Leche cuajada	Verduras	Fruta ácida	Fruta semiácida	Fruta dulce	Melón
Proteínas	4	4	4	4	4	1	4	4	3	4
Farináceos	4	1	1	4	4	1	4	4	3	4
Grasas	4	1	1	2	2	1	1	1	1	4
Leche fresca	4	4	2	1	1	3	2	2	4	4
Leche cuajada	4	4	1	1	1	3	2	2	4	4
Verduras	1	1	1	3	3	1	3	3	3	4
Fruta ácida	4	4	1	2	2	3	1	1	1	2
Fruta semiácida	3	3	1	4	2	3	3	1	1	2
Fruta dulce	3	3	1	4	2	3	3	1	1	2
Melón	4	4	4	4	4	4	2	2	2	1

1 =Digestión muy fácil
2 =Evítese en caso de trastornos digestivos
3 =Exige un gran gasto de energía digestiva
4 =Evítese en cualquier circunstancia

¿Ideas de minutas con alimentos bien combinados?

En estas condiciones, ¿te parece difícil elaborar unas minutas bien combinadas? Aquí tienes algunos ejemplos propuestos por Shelton. Como verás, no es tan complicado.

Minutas de primavera y de verano

Desayuno	Almuerzo	Cena
Domingo		
Manzanas	Milamores	Escarola
	Endibias	Hinojo
	Coles de Bruselas	Puerros
	Patatas	Avellanas
Lunes		
Cerezas	Achicoria mejorada	Ensalada verde
Albaricoques	Hojas de rábano	Espinacas
	Zanahorias	Col
	Judías verdes cocidas	Queso tierno
		o requesón
Martes		
Plátanos	Lechuga	Lechuga romana
Cerezas	Judías verdes	Brócoli
Vaso de cuajada	Calabacines	Espárragos
	Alcachofa	Huevos
Miércoles		
Fresas con nata	Ensalada verde	Cardillos
(sin azúcar)	con rábanos	Calabacines
	Coliflor	Hojas de rábano
	Judías verdes	Costillas de cordero
	Arroz integral	
Jueves		
Nectarinas	Cardillos	Lechuga
Albaricoques	Col verde	Espinacas
Ciruelas	Zanahorias	Almendras
	Aguaturmas	

Viernes		
Melocotones	Ensalada verde	Lechuga romana
Albaricoques	Berenjena hervida	Col
	Acelgas	Espinacas
	Pan integral	Queso tierno
		o requesón

Sábado		
Melón o sandía	Ensalada verde	Ensalada verde
	Judías verdes	Patatas
	Habas	Calabacines
		Nuez de cajú

Minutas para el otoño y el invierno

Desayuno	Almuerzo	Cena
Domingo		
Mecolotones	Ensalada verde	Ensalada verde
Vaso de cuajada	Zanahorias	Espinacas
	Espárragos	Calabacines
	Salsifí	Queso tierno
		o requesón
Lunes		
Melón	Ensalada verde	Ensalada verde
	Col verde	Coles de Bruselas
	Coliflor	Judías verdes
	Patatas	Huevos

Martes

Uva de mesa	Ensalada verde	Ensalada verde
Pera	Hojas de nabo	Col
Higos secos	Puerros	Calabacines
	Arroz integral	Nueces

Miércoles

Peras	Ensalada verde	Ensalada verde
Vaso de cuajada	Brócoli	Puerros
	Judías verdes	Espinacas
	Pan integral	Nueces

Jueves

Uva de mesa	Ensalada verde	Ensalada verde
Plátano	Calabaza	Colroja
	Chirivía	Judías verdes
	Castañas	Almendras

Viernes

Pomelo	Ensalada verde	Ensalada verde
	Zanahorias	Cardos
	Espinacas	Queso tierno
		o requesón
	Salsifí	Hinojo

Sábado

Manzanas dulces	Ensalada verde	Ensalada verde
Dátiles	Guisantes al natural	Espinacas
	Coco	Cebolla hervida
		Costilla de cordero

Domingo

Uva de mesa	Ensalada verde	Ensalada verde
Plátanos	Judías verdes	Berenjenas hervidas
	Sopa de legumbres	Col
	Apio-nabo	Huevos

La mesa bien temperada

El régimen sheltoniano implica numerosas ventajas: mejor asimilación, digestión más rápida, mejor balance energético, etc.

También es verdad que parece austero y monótono a primera vista, lo cual sugiere que puede ser arduo de observar y mantener.

Afortunadamente, las exigencias de la dietética pueden hermanarse con los placeres de la mesa. Con un mínimo de curiosidad y algunos ensayos en la cocina, no tardarás en conseguirlo.

Por supuesto, los antiguos hábitos arraigados durante tantos años no desaparecerán de la noche a la mañana. Aunque dejarás de echarlos en falta así que empieces a notar los beneficios de una alimentación saludable.

Poco a poco, el «comer sano» se convertirá en sinónimo de «comer bien», con el placer que esto significa. Afortunadamente, por cierto, porque el comer a gusto también es una exigencia de la salud alimenticia, que no puede dejarse de lado.

Si fuese preciso resumir en una sola frase las enseñanzas de Shelton, sería ésta:

Come con la mayor sencillez posible y evitando mezclar demasiados alimentos diferentes en una misma comida.

Este principio por sí solo puede ser suficiente para mejorar en considerable medida tu digestión y tu salud en general. De hecho viene a ser como un «retorno a los orígenes», a la alimentación auténticamente «natural». Fijémonos en los animales: ellos por lo general comen de una sola cosa cada vez.

Una alimentación a medida

Mientras te vas habituando a integrar en tu régimen las combinaciones alimenticias correctas, procura aprovechar todas las oportunidades para sacar provecho de estas ideas en determinados momentos cruciales.

Evita, por ejemplo, las mezclas perjudiciales durante las épocas en que necesites dedicar mucha energía a tu trabajo. Así tendrás el estómago más descansado y la mente más clara.

Si prevés que durante la mañana tendrás que redactar un documento importante o pronunciar una conferencia decisiva, inicia la jornada con un pequeño desayuno a base de fruta.

En cambio, si vas a tener una tarde muy cargada, a la hora del almuerzo te reducirás a una ensalada de verduras o, como mucho, un pedazo de carne con guarnición de verduras.

Este método global respeta las normas clave para facilitar al máximo la digestión, pero si se quiere también se puede entrar en el señalamiento estricto de la minuta cotidiana. Además se cuenta con diversos trucos que no son de orden exactamente alimentario. Son los que pasamos a detallar en el apartado siguiente.

Cómo prevenir o tratar mediante remedios vegetales los trastornos de la digestión

Esos trastornos pueden tener diversos orígenes: acidez gástrica, aerofagia, alergia a ciertos alimentos, atonía, cálculos biliares, cólico, congestión del hígado, estreñimiento, diarrea, gastroenteritis. Desde luego la causa exacta del problema hay que averiguarla, esto es inexcusable. Seguidamente podremos privilegiar cierto número de alimentos muy corrientes para prevenir, atenuar o incluso curar el trastorno intestinal que está perjudicando tu capacidad intelectual.

Recursos entre los cuales elegir no faltan:

- Bebe todos los días de 1 a 3 vasos de zumo de col, o mejor zumo de col con zumo de zanahoria recién elaborados. Estas dos plantas son verdaderas bendiciones para el intestino.

- El perifollo no sirve sólo para sazonar; esta planta tiene también cualidades digestivas, basta preparar una infusión de una cucharada de hojas secas en una taza de agua hirviendo.

- La alcachofa es excelente para tu sistema digestivo. Cómela con asiduidad y aprovecha el agua del hervor para hacer sopas (pero haciéndolo siempre inmediatamente).

- La cebada facilita la digestión y combate las enteritis, las gastroenteritis y las diarreas. Se toma en forma de decocción a razón de 20 gramos de cebada perlada por litro de agua, o formando parte de tu plato de cereales, en sopas o en gachas.

- Los arándanos se utilizan con éxito para combatir la putrefacción intestinal, la diarrea, el estreñimiento y las enteritis. Se comen las bayas maduras al natural o bien como mermelada o gelatina; también puede prepararse una decocción hirviendo una cucharada sopera por taza de agua, para tomar de 2 a 6 tazas diarias.

- Disentería, dispepsias, cólicos mucosos: se tratan median te una cura a base de manzana, de dos días de duración. Para variar podemos preparar una infusión de manzana. Se cortan tres unidades a rodajas y se hierven durante 15 minutos en un litro de agua, de cuya bebida iremos tomando a voluntad durante la jornada.

- Consumir regularmente alimentos de fermentación láctica, como la col a la alemana *Sauerkraut* o *choucroute*. Es fácil de digerir y tiene muchas vitaminas, pero además regenera maravillosamente la flora intestinal.

Existen además ciertas plantas medicinales que en todo tiempo han gozado de justa fama por sus propiedades preventivas o curativas frente a los trastornos de la digestión:

- La angélica, para tratar los dolores y la hinchazón de estómago. Tiene propiedades aperitivas y digestivas. Contra la hinchazón de estómago tomaremos de tres a cuatro infusiones diarias.

- El anís, aparte de sus cualidades aperitivas, facilita la digestión y elimina los gases. También calma los cólicos gaseosos, las contracciones de los órganos digestivos, por no mencionar que elimina las palpitaciones, los vértigos y las sensaciones de opresión que muchas veces sobrevienen después de las comidas.

- Si has frecuentado algún restaurante indio, sin duda conocerás el combinado que sirven después de las comidas para aligerar la digestión. Es muy eficaz, y el anís es uno de los ingredientes principales que entran en su composición.

- Contra las fermentaciones intestinales tomaremos una infusión de tagarnina, a razón de 50 g de raíces y hojas por litro de agua. Nos administraremos 3 tazas por día, siempre antes de las comidas.

- La menta piperita no sólo es deliciosa y posee ciertos efectos estimulantes como el té verde, sino que además se caracteriza por su gran eficacia para facilitar la digestión.

- Por último, la manzanilla es una excelente planta aperitiva, digestiva, sedante y tónica. Encarecidamente recomendada para tratar los espasmos gastrointestinales y los calambres de estómago. Tómese también para facilitar la expulsión de los gases. Puede beberse a voluntad.

Además de estas plantas clásicas contamos con el extraordinario Eucarbon, que es una marca comercial de carbón vegetal a las hierbas, una verdadera panacea que actúa contra la mayoría de los trastornos del intestino. Su acción es suave, sin irritar la mucosa intestinal. Sígase el modo de empleo recomendado por el fabricante. También el automasaje sirve para estimular los órganos implicados en la digestión. Mediante presiones lentas y profundas a nivel del vientre o del bajo vientre, según los casos, se obtiene un alivio rápido. Tan pronto como escuches los primeros borborigmos sabrás que tienes ganada la partida.

Estreñimiento: cuidado con los laxantes

Es conveniente reducir cuanto sea posible la demora entre la digestión de los alimentos y la eliminación de los residuos; o dicho de otro modo, hay que evitar cuanto alargue innecesariamente los procesos digestivos. Todas esas energías serán ahorradas en beneficio de tu mente. El estreñimiento ocasional no plantea ningún problema; por el contrario, el estreñimiento crónico puede conducir a cierto desequilibrio nervioso y a una forma de autointoxicación. Y si se abusa de los laxantes, también puede acarrear graves carencias nutricionales. En efecto, la acción de los laxantes elimina varios nutrientes indispensables, como el potasio o la vitamina C, por ejemplo. Fijémonos sólo en la eliminación del potasio; sus consecuencias son serias porque la carencia de dicho elemento debilita progresivamente el músculo cardíaco y la musculatura intestinal, además de afectar al aparato muscular en general. Por añadidura, el empleo prolongado de los laxantes amenaza con acarrear una inflamación crónica de las paredes intestinales. Desgraciadamente, tales efectos secundarios también sobrevienen con los laxantes naturales.

Cómo prescindir de los laxantes

El uso prolongado de laxantes no es buena solución, por tanto. La solución verdadera se sitúa en el plano de una estrategia que debe ser al mismo tiempo física, psicológica y alimentaria.

El aspecto físico

El ejercicio, siempre el ejercicio. Con frecuencia el estreñimiento crónico se debe a la vida sedentaria. Vigoriza tus abdominales mediante los ejercicios de suelo: elevar las piernas, pedalear en el aire, etc. Carreras sin moverse del lugar, *jogging*, etc.

El aspecto psicológico

Sin duda alguna, la práctica de la relajación y la reducción de la ansiedad deben surtir efectos positivos sobre la digestión. Conviene saber también que la tendencia a encerrarse en uno mismo, a «guardarlo» todo, es un factor que contribuye al estreñimiento. Todo cuanto te ayude a desahogar los sentimientos negativos sirve también para vencer el estreñimiento crónico.

El aspecto alimentario

Algunas medidas correctoras pueden surtir una repercusión extraordinaria sobre el tránsito intestinal. Damos seguidamente varios trucos muy sencillos que permiten evitar el uso de los laxantes:

1. Beber agua en abundancia; dos litros al día no constituyen ninguna exageración.

2. Comer mucha fruta y hortalizas. Las ciruelas, como siempre, son la indicación clásica para facilitar la eliminación.

3. Evitar los alimentos refinados, en especial el azúcar blanco y los chocolates.

4. Comer cereales, pan integral y muchos alimentos ricos en fibra.

5. Agregar linaza a todas las comidas del día. Combina bien con los cereales y también con las ensaladas. Éstas pueden aliñarse con aceite de linaza, pero si no te gusta el sabor puedes combinarlo con otra clase de aceite al preparar la vinagreta para el aliño. La semilla de lino no es laxante de por sí, pero ejerce un efecto regulador sobre el intestino. Se hincha durante la digestión estimulando las paredes intestinales y además tiene un efecto lubricante que facilita el tránsito de los desechos.

6. Por último y si todo eso no basta, toma vitamina C antes de recurrir a los laxantes. Aumenta la dosis día a día; es muy probable que tu problema de estreñimiento desaparezca cuando hayas alcanzado los dos o tres gramos.

¿Y los trastornos renales?

El mal funcionamiento de los riñones puede originar muchos trastornos de la asimilación y la eliminación.

Los orientales consideran graves todas las afecciones de los riñones, ya que según ellos estos órganos son la sede de la energía hereditaria que todo humano recibe en el momento de nacer; cuando se agota dicha energía sobreviene la muerte.

La región renal es también el lugar donde podemos acumular la energía adquirida gracias a los alimentos, la respiración y los ejercicios. Cada vez que fumamos y tomamos café o cualquier otro estimulante, la sensación de bienestar o de energía acrecentada se obtiene a costa de las reservas de los riñones. Hay medios bastante sencillos que permiten prevenir muchas afecciones renales.

En primer lugar, naturalmente, los de higiene alimentaria:

• Comer calabaza cruda o hervida, en sopas o estofada. Además, las semillas peladas y machacadas pueden hervirse en agua o leche y proporcionan alivio a las inflamaciones urinarias.

• Por la mañana, en ayunas, una cucharadita de zumo de perejil recién exprimido.

• Preparar un zumo de frambuesa o de grosella, rebajarlo con agua y tomar varios vasos en el decurso de la jornada.

• Comer puerro, o preparar una decocción de dicha hortaliza.

También te será muy beneficiosa la raíz de rapónchigo en maceración, extracto o comprimidos. Otro remedio conocido es la arcilla, tanto en su aplicación por vía interna como en cataplasmas frías, una o dos que nos aplicaremos entre una y tres horas.

Por último hay que evitar enfriamientos de la espalda con ayuda de una faja de algodón, y hacer mucho reposo. Las molestias que has empezado a notar son un aviso importante.

El ayuno puede ayudarte a depurar tu organismo... y tu espíritu

Hasta aquí se han dicho muchas cosas en cuanto a los efectos de los alimentos sobre el cerebro, pero ¿qué hay de la ausencia de alimento, es decir del ayuno?

El ejemplo de Toro Sentado

Tradicionalmente, el ayuno ha venido practicándose por razones espirituales. Los ascetas veían en esa técnica un medio privilegiado para librar de preocupaciones mundanas el espíritu. Los indios de América todavía recurren al ayuno como medio rápido para entrar en un estado alterado. En dicho estado se crea un espacio mental donde el subconsciente puede introducir soluciones a aquellos problemas que no ha sido posible resolver mediante la reflexión o el consejo de los ancianos.

Por eso ayunó Toro Sentado en vísperas de la batalla de Little Big Horn, el famoso encuentro en que debía enfrentarse a las fuerzas del coronel Custer, muy superiores en número y armamento. El dilema de Toro Sentado era terrible: ¿debía enviar sus bravos a la lucha y arriesgar el exterminio, o rendirse y aceptar un tratado deshonroso?

Toro Sentado ayunó y danzó tres días seguidos sin echarse siquiera a dormir. Al tercer día se derrumbó y tuvo entonces una visión extraordinaria, en la cual anticipó todo el desarrollo de la contienda. Veía claramente la victoria aplastante de los sioux, la derrota de los yanquis y la muerte de Custer. La respuesta no podía ser más clara. Aceptó la batalla y venció de acuerdo con lo que le había enseñado su visión.

Una rara excepción: Mozart

Se cita a Mozart como uno de los escasos creadores que dijeron inspirarse mediante un copioso ágape.[1] También Balzac fue gran comilón y eso no le impidió dejar una producción inmensa. Sin embargo, en la mayoría de los casos la «barriga vacía» parece dar mejor resultado. Todo indica que el ayuno, aunque sea breve, favorece la exaltación propicia al trance creador.

---

1. Pero conviene aclarar que la comida abundante, según él, únicamente lo inspiraba cuando hacía ejercicio antes de sentarse a la mesa.

Por una parte, el organismo no siente la pesadez de la digestión. La mente se apodera de la energía que de otro modo consagraríamos a los intestinos. Esas condiciones le permiten elevarse a los planos superiores de la conciencia. Por otra parte, el ayuno trastorna profundamente el metabolismo cerebral, aunque lo hace en sentido favorable.

En particular, el efecto del ayuno consiste en sosegar el sistema parasimpático. Cuando éste se halla demasiado activo da lugar a excesos de ansiedad o del reflejo de «combate o fuga» *(fight or flight response)* que hemos heredado de los ancestros. El ayuno, por consiguiente, puede liberarte de las menudas preocupaciones cotidianas que te atormentan y que «vampirizan» toda tu energía creadora.

La ciencia moderna ha propuesto varias explicaciones para el exceso de actividad del sistema nervioso parasimpático. Algunos lo atribuyen a un consumo excesivo de proteínas. El cual, como sabemos, es uno de los inconvenientes principales del régimen alimenticio tradicional y contemporáneo.

Este exceso de proteínas aumenta la secreción de la adrenalina y la de dopamina, los neuromediadores que ponen el cerebro en estado de alerta o de vigilia. De por sí esta acción de los neuromediadores es positiva. Pero cuando abundan demasiado, impiden la secreción de la serotonina, el neurotransmisor asociado a los estados de relajación. Pero un mínimo de calma y de distensión es condición indispensable para toda actividad creadora que deba alcanzar un mínimo grado de sublimación.

¿Es peligroso ayunar?

Se ha discutido mucho sobre los beneficios del ayuno, sobre todo cuando se plantea como un proyecto de larga duración. Sin embargo, no se puede discutir que el hecho de aliviar con carácter temporal el trabajo del aparato digestivo debe ejercer, necesariamente, una repercusión favorable sobre el estado general. Al saltarte una, dos o tres comidas permitirás que tus intestinos se vacíen, que descansen. En una palabra, que se recuperen. Por supuesto seguiremos bebiendo agua en abundancia para eliminar las toxinas. Y si es necesario, comeremos algunas frutas o beberemos unos zumos.

Si te asusta la idea de un ayuno total, está la cura de mosto (zumo natural de la uva) como alternativa idónea. Este género de ayuno puede mantenerse de 3 a 5 días sin que incurramos en peligro alguno para la salud. Al contrario, sólo te deparará beneficios. Una vez superadas las primeras veinticuatro horas te sorprenderá comprobar los efectos del ayuno sobre tu mente, la cual se vuelve más sosegada, más meditativa. Las ideas brotan más claras y muchos problemas que parecían complicados se resuelven como por arte de magia.

Otra sorpresa es el aumento percibido de las energías, aunque no hayamos comido nada sólido. Incluso se puede practicar algún deporte. O mejor dicho, es recomendable la práctica de un ejercicio durante la jornada de ayuno en que no se ingiere más que agua o zumos. Dicho ejercicio favorecerá la eliminación de las toxinas que el ayuno libera.

Sin embargo, conviene comprobar previamente si nuestro estado de salud nos consiente el ayunar, lo cual no siempre sucede. Ante la más mínima duda, procura consultar a un especialista de opiniones abiertas a ese tipo de terapia.

Hay que saber además que los ayunos prolongados han realizado algunos milagros, es decir en casos de enfermedades que habían sido declaradas incurables. En esa eventualidad, sin embargo, el peso de la decisión recae por entero sobre la persona afectada. La clase médica no sabe todavía gran cosa sobre el ayuno como método de tratamiento.

Una advertencia final: el ayuno y los regímenes de adelgazamiento no tienen nada que ver. Si tu intención es adelgazar, el saltarse las comidas resultaría, por el contrario, absolutamente contraindicado.

Cómo adelgazar sin debilitar el cerebro

Existen cientos de regímenes a cuál más «apetitoso». Muchos de ellos son draconianos y nos privan de tal o cual nutrimento indispensable. Tales privaciones no dejan de tener sus consecuencias sobre nuestro cerebro, a veces muy serias. Así que antes de abordar un régimen, asegúrate de que no va a perjudicar tu humor ni tus facultades mentales.

En cualquier caso puedes seguir tranquilamente el que te proponemos aquí. Te ahorrarás las exageraciones de los demás regímenes y obtendrás resultados duraderos, ya que no imponemos ninguna privación importante.

Date el gusto y come hidratos de carbono

¡Quita allá!, dirás, eso engorda. Es un lugar común. Todo el mundo lo dice, o lo escribe, tienes que quitarte los hidratos de carbono si no quieres engordar. En realidad es un error.

No te prives de un combustible indispensable

Los hidratos de carbono son la mejor fuente de combustible para el organismo. Los regímenes que los destierran o los reducen considerablemente provocan un grave desequilibrio. No olvides que tu cerebro consume 180 gramos de glucosa al día; pues bien, la fuente ideal de esa glucosa son indudablemente los hidratos de carbono.

Desconfía, por consiguiente, de todo régimen que intente prohibírtelos aduciendo que proporcionan demasiadas calorías. Con ellos te arriesgas a sufrir modificaciones profundas de tu humor, irritabilidad, etc.

¿Cuáles son los hidratos de carbono que hay que evitar?

Como siempre, es cuestión de sentido común. Si devoras todos los días 200 gramos de azúcar refinado, o de chocolate, o de pastas dulces, vas de cabeza a la catástrofe. Todos los azúcares de asimilación rápida engordan mucho. Lo mismo cabe afirmar de los copiosos bocadillos con mantequilla y embutidos o mayonesa, como también de las patatas o las pastas como guarnición de platos ya demasiado abundantes de por sí.

Si se consumen solos, no hay por qué condenar el pan, ni las pastas, ni las patatas. En cambio, mezclados con lípidos y prótidos, su asimilación se hace lentísima, y es entonces cuando tu organismo almacena el máximo de calorías.

¿Cuáles son los hidratos de carbono que debes consumir?

Si se te antoja comer pan no te engordará siempre que no le añadas mantequilla ni nada más. Acompáñalo con un plátano o una manzana y lo asimilarás con mucha rapidez.

Para tus fideos, unas hortalizas o una salsa sin grasa, y sin añadir carnes. Eso te dará energía pero no calorías inútiles. Y lo mismo las patatas; con unas verduras y sin carne, no te arriesgas a aumentar de peso. También puedes comer las verduras con carnes, pero entonces debes excluir las patatas.

Toda la cuestión estriba en combinar los alimentos entre sí de manera que proporcione una digestión rápida y eficaz. De esta manera podrás saciar tu hambre comiendo los hidratos de carbono que te apetezcan.

¿Por fin un régimen ideal?

Los norteamericanos Harvey y Marilyn Diamond recogieron las ideas del doctor Shelton tomando como punto de partida este principio de la combinación de alimentos.

De esta manera han elaborado un régimen adelgazante, o mejor dicho un hábito alimentario: *La antidieta*.[1] Este régimen te permite comer casi de todo, bajo la condición de consumirlo a determinadas horas del día y tener en cuenta las combinaciones adecuadas. Incluso los grandes comilones podrán limitar así las consecuencias de su pecado venial.

Es uno de los raros regímenes que no limitan las cantidades y que respetan el equilibrio de una alimentación sana; por tanto se sigue con facilidad y llega a convertirse en una higiene alimentaria inveterada, que hará posible la estabilización del peso a largo plazo.

Finalmente, y por lo tocante al cerebro, esta higiene de vida permite consumir la cantidad de hidratos de carbono necesaria al buen funcionamiento de aquél.

Repitamos una vez más que se debe huir de todo régimen que postule la exclusión de un tipo de alimento, o que inversamente pretenda reducirnos a uno solo. Tales regímenes sólo ofrecen una certeza, la de que van a desequilibrar nuestro organismo y nuestra mente. Los hidratos de carbono son tan necesarios como los lípidos y como los prótidos. En el seno de estas tres categorías, tú eliges los alimentos que más te convengan en beneficio de tu salud.

1. Como mencionamos, el método de adelgazamiento de Michel de Montignac se inspira directamente en Shelton sin reconocerle la paternidad. Los autores de *La antidieta* han respetado mejor el pensamiento sheltoniano y, a diferencia de Michel de Montignac, no propugnan la absurda idea de que el ejercicio físico perjudique a la práctica de un régimen para adelgazar. Como veremos más adelante, el ejercicio físico es por decirlo así indispensable tanto para adelgazar como para estabilizar el peso.

Regálate con las frutas y las hortalizas

Tus hortalizas y tus frutas preferidas son tus mejores amigas. Son muy poco caloríficas (excepto los dátiles y los higos), y contienen grandes cantidades de vitaminas y de fibras. Tienen pocos lípidos y pocas proteínas, pero están compuestas de hidratos de carbono de excelente cantidad.

Entre éstos, un azúcar llamado fructosa, bien tolerado por los hipoglucémicos. Tomada como postre, una macedonia de fruta sustituirá con ventaja esa bollería vienesa, sin necesidad de imponer una frustración a tus papilas gustativas.

Una condición «sine qua non»: el ejercicio

Por más válido que sea un régimen de adelgazamiento, el ejercicio resulta indispensable para estabilizar el peso y para evitar la pérdida de masa muscular, e incluso ósea.

Bajo condiciones normales, las necesidades calóricas diarias del adulto medio son de 3.000 calorías en el hombre y 1.700 en la mujer. Un deportista en fase de entrenamiento intenso llegará a consumir, en cambio, hasta 5.000 calorías sin engordar ni un kilo.

Tu organismo consume entre 1.200 y 1.400 calorías diarias para mantener el metabolismo basal (digestión, respiración, etc.). El sobrante sirve para tus actividades cotidianas y tus prácticas deportivas.

Durante un régimen estricto, consumimos bastantes cientos de calorías menos. Inmediatamente tu metabolismo basal decreta el «estado de emergencia», es decir que empieza a reducir el consumo de calorías al objeto de conservar energía; para ello «corta el combustible» a los músculos, a los huesos... y al cerebro. Lo que consigue economizar así, el metabolismo de base lo almacena.

¿Qué sucede entonces si no hacemos ejercicio?

1. El metabolismo basal se debilita.

2. Dejamos de perder peso, o por lo menos no lo perdemos a la cadencia inicial que nos hizo creer en el éxito del régimen.

3. Si se prolonga el régimen sin ejercicio, el metabolismo basal «chupa» calorías de los músculos, e incluso llegará a extraer ciertos nutrimentos de los huesos.

   A la larga, el régimen va a acarrear, por consiguiente, un debilitamiento muscular y óseo. Por cierto que algunos casos de osteoporosis se atribuyen en parte a los efectos de los regímenes de adelgazamiento iniciados y repetidos.

4. Por otra parte, y cuando vuelvas a comer normalmente, tu organismo, después de haberse acostumbrado a funcionar bajo un mínimo de calorías, se encuentra con un excedente de calorías, en relación con sus nuevas necesidades.

   Esas calorías sobrantes irán luego a formar nuevas masas adiposas... e indeseables.

Un régimen con ejercicio surtirá los efectos siguientes:

• Estimular la actividad del metabolismo basal y su consumo de calorías, con lo que continuará la pérdida de peso (menos espectacular al comienzo, pero prolongada más allá de las primeras semanas);
• aumentar la masa muscular en relación con la masa adiposa;
• estabilizar el peso durante el régimen y después;
• no afectar a tu estado de humor ni a tu capacidad de concentración.

Cómo alimentar el cerebro

Superalimentos

Además de sus efectos generales en tanto que hidratos de carbono cargados, por añadidura, de vitaminas y minerales, ciertos frutos y hortalizas se distinguen por una acción particularmente poderosa sobre el cerebro, bien sea sedante o estimulante.

De manera similar, contamos con varias hierbas aromáticas que utilizadas aparte de sus aplicaciones culinarias habituales nos sorprenderán por sus efectos.

Frutos para el cerebro

El plátano, la fruta del simio y también la del sabio

En todos los tiempos se consideró al plátano la fruta de los sabios; la filosofía griega, Plinio y la mitología hindú alabaron sus virtudes apaciguadoras. Por tanto, come plátanos sin complejos. En particular contienen los elementos siguientes: hidratos de carbono, vitaminas (A, B y C), potasio (¡hasta 450 mg!), fósforo, triptófano y serotonina. O dicho de otro modo, una panoplia de las sustancias que el cerebro necesita.

Una amiga que visitó el ashram de Gurumayi dice que allí dan de comer plátanos a las personas que han tenido experiencias espirituales demasiado poderosas, para que se sosieguen.

La manzana, beneficiosa para el sistema nervioso

Aporta notables cantidades de potasio (182 mg/180 g) y manganeso (126 mg/180 g), con lo cual contribuye al buen funcionamiento de tu sistema nervioso. Tiene además otros principios activos que le confieren cualidades tranquilizantes. Tomándola antes de acostarnos, ayudará a conciliar el sueño.

Por algo dicen los ingleses que una manzana al día nos libra de la visita del médico: *An apple* a *day keeps the doctor away.* La manzana proporciona otros muchos principios útiles a la salud en general. En forma de zumo, combate la acidez gástrica y así nos evita los molestos ardores de estómago.

Por cierto, ¿has observado alguna vez la configuración íntima de la manzana? Córtala por la mitad pero en sentido horizontal, a lo ancho. Verás que el corazón que contiene las pepitas tiene la figura de una estrella de cinco puntas. ¡La manzana es el fruto de los dioses!

El mango, fruta del paraíso

Otro fruto celeste es el mango; en su *Autobiografía de un yogui*, el gran maestro Paramahansa Yogananda asevera que «ningún hindú sería capaz de concebir un paraíso donde no existiese el mango». El doctor George Schwartz ha comunicado que el mango maduro contiene varias sustancias de composición similar a ciertos antidepresivos modernos.

Además suministra sobradamente la dosis diaria recomendada de vitamina C, y contiene vitamina A en cantidad superior a la dosis diaria recomendada en un 30 %.

La fresa, humilde pero beneficiosa

Empleada ya en la fabricación de ciertos medicamentos modernos, la fresa tiene eficacia tranquilizante. Las hojas de las fresas salvajes tomadas en infusión constituyen un buen tónico para niños y convalecientes.

El melón: asombroso contenido de potasio

Aparte sus cualidades refrescantes que lo asocian a los goces del veraneo, el melón contiene cucurbocitrina, una sustancia tranquilizante que reduce la tensión arterial.

Los melones son también muy ricos en potasio, el cual regula la tensión y desempeña un papel clave en la transmisión de las señales nerviosas. Medio *cantaloupe* proporciona 825 mg de dicho elemento, cantidad muy superior a la dosis diaria recomendada.

Nueces, la merienda cerebral por excelencia

Son una fuente excelente de proteínas vegetales y de varios minerales y vitaminas que intervienen en la actividad cerebral.

Por otra parte son ricas en lipídos, en consecuencia su digestión será bastante lenta. De ahí resulta un efecto tranquilizador. Y como basta un puñado de nueces para calmar el hambre, no será necesario que te atiborres, no sentirás pesadez y la mente seguirá funcionando con claridad. Son, por consiguiente, la merienda ideal.

Hortalizas para el cerebro

El ajo

El ajo es buen estimulante de la vitalidad general. Facilita la digestión y por tanto combate la somnolencia, lo que constituye de por sí una ayuda no desdeñable para la actividad mental.

Además tiene una acción muy favorable sobre el sistema cardiovascular, lo cual favorece el aporte de oxígeno al cerebro. La eficacia del ajo en cuanto a reducir de la tensión arterial está reconocida por la medicina oficial.

La lechuga

Como mencionábamos al comienzo de la presente obra, los médicos de la Antigüedad prescribían la lechuga para apaciguar la libido excesivamente tumultuosa.

Es verdad que la lechuga consumida en abundancia puede surtir efectos tranquilizantes por su contenido en lactucina y escopolamina. Algunos fuman para «colocarse» hojas secas de lechuga como sucedáneo de la marihuana.

La patata

Su contenido en hidratos de carbono bastaría para atribuirle un poder tranquilizante, pero además la patata contiene sustancias que provocan somnolencia.

Por tanto, evitaremos su consumo a mediodía si queremos evitar el sopor vespertino, o conservar nuestra claridad de espíritu durante la sobremesa de un almuerzo de negocios.

Por el contrario, si nos hallamos muy estresados, una orgía de patatas —incluso fritas, por qué no— nos pondrá en brazos de Morfeo por menos de lo que cuestan unos comprimidos de Valium.

Añádase a esto que la patata abunda en minerales y vitaminas indispensables para el cerebro: potasio, magnesio, vitamina C, etc.

En particular es notable la presencia del potasio. Media patata grande (hecha al vapor, no hervida) proporciona 400 mg de este elemento. Riqueza suficiente para disminuir en más de un 40 % el riesgo de crisis cardíacas, si hemos de creer lo que afirma una investigación realizada por Kay-Tee Khaw y Elisabeth Barett-Connor en la Universidad de California.

Hierbas aromáticas para el cerebro

La albahaca

Es un tónico nervioso. Suele aconsejarse para tratar las pérdidas de memoria que se observan después de un período de sobre esfuerzo intelectual. Se prepara una infusión de una cucharadita por taza de agua hirviendo y se toma de ella tres veces al día. También es recomendable utilizarla con asiduidad para aromatizar los guisos.

La salvia

El herborista inglés Gerard asegura que la salvia es singularmente beneficiosa para la cabeza y el cerebro, y que aviva la memoria. Los médicos chinos le atribuyen la propiedad de agilizar el ingenio. Es la planta de los cansados, de los agotados, de los que acusan la disminución de sus facultades con la edad. Se toma en forma de tres tazas al día de la infusión preparada a razón de 20 g de hoja y flor por litro de agua hirviendo.

Menta piperita

Son conocidas sus propiedades digestivas. Además la mente piperita es un estimulante ligero del pensamiento. Su principio activo es el mentol, sustancia también presente en el cacao (cuando es auténtico), cuyos efectos psicoactivos también son notorios. Es de señalar el hecho de que un cigarrillo mentolado resulta más estimulante que otro normal que contenga la misma proporción de nicotina. Se han comunicado algunos casos de abuso con fases de suma hiperexcitación y episodios psicóticos.

Las especias psicotrópicas

En nuestro capítulo sobre el agua recordábamos la novela de Frank Herbert, *Dune,* en la que se basó la película del mismo título. Entre otras cosas, aparecen unos traficantes de especias dispuestos a arriesgar la vida para obtener una variedad determinada.

Esta pasión por una especia puede parecer inverosímil, aunque en este caso se le atribuían efectos alucinógenos, la capacidad de «comunicar el conocimiento», y vendría a ser como una combinación de cocaína con LSO.

Entre los siglos XVI y XVIII algunas de las especias que hoy tenemos por corrientes fueron codiciadas con el mismo ardor. Lo cual sorprende hoy día, a tal punto han llegado a ser banales; pero en aquel tiempo valían su peso en oro, eran productos de lujo y se les atribuían numerosas propiedades medicinales.

La nuez moscada, ¿una especia alucinógena?

No hay como la nuez moscada para mejorar un plato, pero además se trata de un buen estimulante mental que transmitirá brillantez a tus invitados. Impide que las comidas muy grasas o consistentes hagan pesada la digestión, y por vía indirecta, la conversación de los comensales.

La nuez moscada contiene un 10 % de aceites volátiles que son el origen de sus propiedades excitantes. Al cargar un poco la dosis, la nuez moscada produce alucinaciones y distorsiones de la percepción espacio-temporal. Este efecto psicotrópico se debe a uno de sus componentes, la miristina. Para conseguir tales efectos se necesita una o dos nueces enteras. No es de extrañar, por consiguiente, que la mayoría de las personas ignoren el carácter psicotrópico de esta especia.

En el *New England Journal of Medicine* del 15 de enero de 1976, el doctor Robert Schulze explicaba cómo en las colonias penitenciarias del Caribe, los presos recurren con frecuencia a la nuez moscada para «evadirse», bien sea ingerida directamente o rallada para esnifarla o fumarla mezclada con tabaco. Estas observaciones las realizó Robert Schulze siendo médico militar destinado en una de dichas colonias.

También conocemos el caso de un matrimonio que quiso experimentar con los efectos de la nuez moscada y consumieron una buena cantidad de ella. En las dos horas siguientes no ocurrió nada, por lo que supusieron que la especia no poseía las cualidades que tanto les habían ponderado.

¡Nunca se les hubiera ocurrido! Varias horas más tarde cayó sobre ellos tal marea de distorsiones espacio-temporales, que se apoderó de ellos el pánico y creyeron haberse vuelto locos.

La pimienta

En otros tiempos la popularidad de la pimienta fue comparable a la de la nuez moscada. Lo cual no debe sorprender, porque también contiene miristina. Por supuesto, también es una especia recomendable cuando vayamos a sentar invitados a la mesa. Lo mismo que la nuez moscada, la pimienta confiere vivacidad a la conversación.

Si tienes el paladar fuerte, prueba a tomar aunque sólo sea media cucharadita (de las del café) a palo seco, y comprobarás su capacidad euforizante y estimulante. Para apreciar estos efectos, sin embargo, debe molerse la pimienta inmediatamente antes de su consumo.

Las especias fuertes: curry, pimienta de Cayena, pimentón

Lo mismo que la pimienta negra, el curry (pronúnciese «carri»), la pimienta de Cayena, la paprika y el pimentón son estimulantes cerebrales.

Así se le atribuyen al pimentón efectos euforizantes, consecuencia de las endorfinas que segrega el organismo para contrarrestar la quemazón que causa la especia en la mucosa bucal.

El efecto de todas estas especias bien conocidas suele quedar enmascarado por el hecho de que normalmente las ingerimos con las comidas, siendo éstas, muchas veces, platos de difícil digestión. Para experimentar cómo actúan, por consiguiente, debemos tomarlas aparte.

Si te resulta difícil soportar el fuerte sabor de las especias, prueba a disolver una buena cantidad en un caldo o una sopa.

Otra solución: una o dos cucharaditas de la especia con dos cucharadas grandes de sopa de levadura alimentaria (es de sabor agradable) más una cucharadita de aceite vegetal y otra de salsa de soja.

También podemos experimentar con dos especias combinadas, por ejemplo nuez moscada con curry o pimienta. En caso necesario, al cabo de un rato tomaremos un poco de yogur para atenuar el ardor de las papilas gustativas o del estómago. Los indios, que comen platos fuertemente sazonados con especias, siempre terminan las comidas con su famosa leche cuajada. Además no hay que olvidar que es cuestión de hábito. Las papilas gustativas «se hacen» pronto a dosis cada vez más fuertes, tanto en los platos como en el consumo directo.

Hay que desconfiar de los excesos, no obstante. El consumo demasiado frecuente de las especias atenúa su eficacia; se presenta el peligro del hábito y sobre todo el de la sobredosificación. Y como sucede con otras muchas cosas, lo que es bueno tomado moderadamente se convierte en perjudicial si abusamos.

Por lo que concierne a la pimienta roja, un estudio indio de 1987 señalaba que los gran des consumidores presentaban mayor incidencia de cánceres de boca, esófago, faringe y laringe. Sin embargo la pimienta roja contiene cap saicina. A dosis moderadas esta sustancia presenta un efecto antioxidante, al que se atribuye la virtud de prevenirlos procesos cancerosos.

Estimulantes naturales

El jengibre

El jengibre es un buen estimulante cerebral; incluso puede representar una alternativa válida para el café o el té. Obviamente no presenta los efectos explosivos de la taza de café matinal; podríamos definirlo como un estimulante ligero, mejor que un excitante. Pero su efecto se nota con mucha claridad y es muy agradable.

La acción estimulante interviene sobre la circulación sanguínea y por tanto favorece la irrigación cerebral. Por eso suele decirse que «abre el corazón». Para consumirlo en forma de tisana, se usa jengibre en polvo o raíz fresca picada.

• Sobre el jengibre en polvo, le echaremos agua hirviendo.
• Si tenemos raíz picada, hay que hervirla durante varios minutos.

En ambos casos añadiremos en seguida un poco de miel, o también un poco de leche, para edulcorar el saber fuerte del jengibre.

Si se busca un estímulo directo y potente, podemos masticar directamente la raíz: ¡efecto garantizado! Hay que tener el paladar «fuerte», sin embargo, porque viene a ser como beberse de un trago una copa de alcohol al 40 por ciento.

En el trance de tener que pasar un examen, llevemos una raíz de jengibre en el bolsillo; a la primera baja de energía o exceso de tensión que notemos, nos comemos con disimulo un pedazo. Los resultados son asombrosos.

El líneas generales el jengibre sirve para potenciar o aumentar la energía vital. Si tal es nuestro propósito, añadámoslo con frecuencia a nuestros platos en calidad de condimento. También tomaremos cápsulas de jengibre en polvo.

El jengibre tiene otras muchas cualidades que ayudan a pensar mejor:

- En temporadas de resfriados o gripes, es fenomenal cómo ayuda a levantar el ánimo y despeja la mente. Tiene además interesantes propiedades bactericidas y despeja las vías respiratorias.

- Es un gran calmante del mal de los viajes (vértigos, mareos, náuseas, etc.); te será útil, por tanto, si tiendes a padecer malestar cuando lees mientras viajas en un vehículo.

La nuez de cola (o kola)

Es un estimulante poderoso, afrodisíaco y cerebral. En realidad reúne los efectos de varias plantas, porque contiene:

- cafeína, como el café y el té,
- teobromina, como el chocolate.

Consumida en cantidades moderadas, la nuez de cola es un estimulante mental estupendo y sin contraindicaciones. Se encuentra en comercios de gastronomía especializados.

Formaba parte de la receta originaria de la Coca-Cola, acompañada de cocaína, de ahí el nombre de dicha marca. En su tiempo la Coca-Cola era un tónico de reconocida eficacia cuyas virtudes fueron alabadas incluso por el papa León XIII.

Gotu kola

Esta planta de origen asiático es un buen estimulante del cerebro, útil además para prevenir las pérdidas de memoria. Si deseas emprender una cura, que la duración no exceda de 15 días; lo mejor para consumirla es una infusión de algunos gramos en agua hirviendo.

Breve historia del café

Son varias las leyendas que relatan el origen del café. Según la más conocida de ellas, los efectos del café fueron descubiertos por un pastor llamado Kaldhi, al observar que sus ovejas trotaban con más alegría cuando habían comido los granos de un cierto arbusto.

Él también lo probó, y se sintió pletórico de energías. Un monje sufí que presenciaba el paso de su rebaño le preguntó por qué iban tan contentas las ovejas.[1]

Fascinado por la respuesta del pastor, el monje se llevó a su monasterio varios granos de aquella planta misteriosa. Con el tiempo los monjes aprendieron a servirse habitualmente de ella para mantenerse despiertos durante sus largas veladas de oración.

1. Orden esotérica musulmana.

El hecho es que el café llegó a ser una bebida inmensamente popular en el mundo musulmán; como se les prohibía a los «verdaderos creyentes» el consumo del alcohol, la embriaguez cafeínica reemplazó a la etílica tan difundida entre otros pueblos.[2]

Introducido en Europa durante el siglo XVII, el café se difundió primeramente entre las clases acomodadas. Pronto aparecieron los primeros cafés públicos, puntos de cita adonde acudían los ingenios para hacer tertulia y discutir de todo lo divino y lo humano. Desde su aparición en Europa, por tanto, el café se asocia al despertar de la inteligencia, a la palabra ocurrente.

El historiador Michelet incluso ha contado el café entre las causas de la Revolución francesa de 1789. Según su argumentación, el café contribuyó a modificar los hábitos de vida de los franceses y su manera de pensar.

Esta idea no es tan absurda, si recordamos que la oleada de las drogas alucinógenas sirvió de telón de fondo a los grandes cambios sociales de los años sesenta, sin olvidar el famoso mayo de 1968. Sea como fuere, sabemos que los librepensadores tenían costumbre de reunirse en uno de los cafés más célebres de París, el Procope. Y que allí, los espíritus encendidos por la infusión discutieron las grandes ideas que acabaron por conducir a la Revolución francesa.

El café no ha perdido nunca su reputación de brebaje «que ayuda a pensar». Desde Balzac hasta Poincaré, los grandes creadores lo utilizaron en abundancia para mantener la mente despejada. Poincaré incluso le atribuyó uno de sus mayores descubrimientos.

2. Un fenómeno análogo pudo observarse en los Estados Unidos durante los años de la Prohibición. Mientras permaneció prohibido el alcohol se registró un considerable aumento del consumo de café.

La primera taza me humedece el labio y la garganta. La segunda rompe mi soledad. La tercera penetra en mis entrañas y remueve en ellas millares de extraños ideogramas. La cuarta me procura una ligera transpiración que se lleva a través de los poros todos los males de mi vida. Con la quinta me siento purificado, y cuando llego a la séptima... pero ¿cómo ? ¡no puedo beber más! Sólo siento el soplo del viento glacial que hincha mis mangas. (...) ¡Ah!, dejad que me suba a lomos de esta dulce brisa y que ella me transporte.

Lu T'ung

¿De dónde procede el café con leche?

El café había sido bien acogido por las autoridades de la Medicina que, sin embargo, lo considera más bien una especie de remedio y trataron de controlar en cierta medida su distribución.

En la época tenía prestigios de panacea capaz de curar una infinidad de dolencias. Bajo este reclamo lo vendían los mercaderes especializados.

Hacia finales del siglo XVII, sin embargo, muchos médicos se pusieron a fustigar con severidad el consumo del café. En París muchos aficionados entre los cuales figuraba la familia real se quedaron sin saber muy bien qué partido tomar.

Entonces fue cuando un médico de Grenoble llamado Monin tuvo la idea de añadir leche y azúcar al café, con lo cual lo convertía en un alimento. Por lo visto este subterfugio bastó para que callaran los médicos adversarios del café.

De lo cual no debemos asombrarnos demasiado, porque hoy mismo también existen muchas sustancias medicinales no reconocidas que se venden a título de suplementos de la alimentación. Sirva también lo expuesto para ver que la polémica entre partidarios y enemigos del café no es de hoy.

¿Qué climas ignotos, agradable café,
ignoran los bellos fuegos que tu vapor inspira ?
¡Ah!, tú abarcas en tu Imperio
lugares donde a Baco no se venera.
Licor favorable que mi alma arrebata,
tus encantos multiplican nuestros días felices
y dominamos el sueño con tu socorro oportuno
para así devolvernos los instantes que él roba a la vida.
Tú combates, ¡oh café!, el veneno fatal,
tú arrebatas al dios de las parras
el bebedor que, por tu encanto despertado,
gracias a ti, a la razón queda devuelto...
Anónimo del siglo XVIII

El café: los pros

Es innegable que la cafeína tomada por la mañana es un estímulo para las facultades cerebrales. Lo que es más, se ha demostrado con claridad que actúa en diferentes planos: el de la memoria a corto y largo plazo, el de la concentración, el del tiempo de reacción, el de la capacidad de atención, el de la agudeza visual, el de la manipulación numérica.

Además, los investigadores del Instituto tecnológico de Massachusetts han establecido que el café matutino aumentaba el rendimiento mental tanto entre los consumidores habituales como entre quienes no suelen tomarlo nunca.

¿Por qué tiene más efecto sobre el organismo la cafeína por la mañana? Sencillamente, porque los receptores cerebrales se hallan más receptivos después de varias horas de abstinencia.

Beber una o dos tazas de café o de té al levantarse no tiene nada de negativo. Por el contrario, es una buena manera de comenzar la jornada a tope de fuerza mental. El efecto es casi inmediato y dura varias horas.

El famoso café de las diez, en cambio, apenas surte ninguna eficacia, aparte el efecto psicológico de la convivencia durante esa pausa entre compañeros de trabajo. En rigor, es innecesario.

La situación cambia de nuevo hacia las tres o las cuatro de la tarde; en este momento un café puede poner la máquina de nuevo en marcha durante unas seis horas más. Lo cual no es desdeñable para quienes trabajan largas jornadas. Y no se desaconseja, sino todo lo contrario, el añadir algunos hidratos de carbono.

Es así que se produce un sinergismo entre la cafeína y los hidratos de carbono, que contrarresta el conocido «bajón» de las tardes, sin importar si éste se manifiesta como distracción, agitación, tedio, embotamiento o pura y simple sensación de cansancio.

Es un proceso sencillo: los hidratos de carbono favorecen la secreción de serotonina, que tranquiliza y por consiguiente nos ayuda a concentrarnos. En esta coyuntura la cafeína nos aporta su «latigazo» estimulando la energía mental. Desde este punto de vista, la popularidad de la taza de té a media tarde, acompañada de alguna que otra pasta, queda totalmente justificada por la eficacia de esa asociación.

¿No tan negro el café?

Otros experimentos realizados en el MIT han demostrado que el café también aumenta significativamente la eficacia al volante. Pero el café no actúa sólo sobre las facultades mentales. De tal manera que una taza de café tomada en las horas anteriores a una competición deportiva:

• elimina la fatiga muscular,
• aumenta la capacidad del organismo para quemar grasas,

- permite economizar el azúcar, el cual se almacena entonces en los tejidos para proporcionar un gran esfuerzo cuando éste sea necesario.

Además de su capacidad estimulante, el café tiene otras propiedades de interés:

- Hace tiempo que la medicina le reconoce la virtud de contener las crisis asmáticas.

- Numerosos estudios han demostrado que el café no es causa de los cánceres de páncreas y vejiga, como se creyó durante algún tiempo. E incluso un estudio noruego asegura que contribuye a prevenir el cáncer de colon.

- Los taninos que contiene el café previenen las caries, interfieren en la formación de las bacterias causantes de aquéllas. El mismo efecto tiene el té, e incluso el café descafeinado.

- Un equipo de la Facultad de Medicina de la Universidad Vanderbilt ha demostrado incluso que el café puede ser útil a las personas de edad avanzada. En particular a las que sufren vértigos y desmayos después de las comidas y más frecuentemente después del desayuno.

Tomado a razón de dos tazas por la mañana, el café elimina esos síntomas, siempre y cuando no se tome en ningún otro momento de la jornada.

El café: los contras

Tomado en dosis reiteradas e importantes, el café tiene efectos no deseables. Su actividad diurética puede conducir a la disminución de las reservas de sales minerales. Reduce, por ejemplo, la absorción del hierro.

Se sabe también que los excesos de cafeína producen una ansiedad neurótica que se asocia con los síntomas siguientes: irritabilidad, temblores, trastornos gástricos, espasmos musculares, desórdenes sensoriales, insomnio, arritmia cardíaca y taquicardia, enrojecimiento facial.

¿Y cuándo comienza el exceso?

Una dosis cotidiana de 500 a 600 mg (que corresponde a cinco tazas aproximadamente) indica un nivel de habituación que empieza a ser preocupante y produciría síntomas de abstinencia si dejáramos de consumirlo súbitamente.

Si deseas reducir tu consumo de cafeína debes vigilar también la composición de los fármacos que tomas habitualmente. Algunos de los medicamentos muy corrientes, incluso de los que se venden sin receta, contienen dosis de cafeína a veces bastante fuertes.

El té

De acuerdo con una leyenda, el té fue descubierto por el gran maestro budista Bodhi Dharma. Hallándose en meditación profunda cayó dormido, y cuando despertó fue tan grande su vergüenza que se arrancó los párpados. Pero en el lugar donde cayeron los párpados al suelo floreció la planta del té.

La intuición le dictó la idea de recoger las hojas para elaborar una infusión, y comprobó en seguida que el té le ayudaría a luchar contra el sueño. Así pues, el origen del té se asocia a una leyenda religiosa, como también hemos visto en el caso del café. De hecho, en Oriente el té guarda estrecha asociación con la vigilia y el despertar espiritual.

En el budismo zen el té desempeña incluso una importante función ritual, que se concreta en la famosa ceremonia del té. No sería exagerar si dijéramos que desempeña un papel similar al del vino en la liturgia cristiana.

La ceremonia del té es en cierto sentido una «pausa» en el más auténtico sentido del término, un alto en el torbellino de la actividad cotidiana. En dicha ceremonia todos los movimientos son lentos y se habla muy poco. Es un instante de comunión privilegiada con nuestros semejantes y con la naturaleza.

Para aprovechar plenamente este efecto de elevación espiritual del té, hay que beberlo poco a poco. Si eres de las personas que degluten maquinalmente una taza de té tras otra, ciertamente no has notado nunca los efectos más sutiles del té, que difieren bastante de los del café, en definitiva.

Los asombrosos efectos del té

Por extraño que parezca a algunos rigoristas, el té presenta propiedades medicina les asombrosas:

- El té combate las bacterias y las infecciones gracias a los taninos que contiene.

- Estudios rusos, entre otros, han revelado la eficacia del té verde en la convalecencia de la gastroenteritis y la hepatitis.

- El té combate y reduce las caries ya que además de taninos contiene mucho flúor; ambas sustancias son poderosos agentes anticaries.

- El té contiene numerosas sustancias (taninos, ácido fenólico, catequinas) que contrarrestan ciertos procesos cancerosos; según los indicios, el más eficaz en este sentido es el té verde.

- Además de estimular el cerebro, el té puede protegerlo frente a los accidentes cerebro-vasculares, susceptibles de perjudicar gravemente las facultades mentales.

- El té retrasa la aparición de la aterosclerosis, reduce la tensión y refuerza los vasos capilares. Según varios investigadores japoneses, el té verde reduce la tasa de colesterol y de triglicéridos en sangre.

- Carece de valor calorífico pero en cambio contiene gran número de micronutrientes muy útiles para la salud (vitaminas, minerales y oligoelementos).

- Una taza de té negro preparado en infusión normal contiene casi dos veces más cafeína que otra de café (a saber, unos 40 mg); en cambio el té verde apenas la contiene.

El té: los contras

Como todo en este mundo, el té tiene su lado negativo.

- Estimula la secreción de jugo digestivo en el estómago y este fenómeno apenas disminuye aunque le añadamos leche y azúcar; en cambio, estos añadidos atenúan la eficacia de los preciosos taninos.

- La cafeína, sea la del café o la del té, se asocia probablemente con la aparición de quistes dolorosos. A quien los padezca se le aconseja que suprima la cafeína por si ello determina una mejoría; otros alimentos incriminados son el chocolate y el azúcar, que tal vez sea necesario descartar también.

- Tomado con mucha asiduidad, el té amarillea los dientes.

- El consumo excesivo de té puede mermar seriamente las reservas de hierro e iniciar una anemia.

- Se ha señalado también la relación entre el abuso del té y el estreñimiento.

Cómo aprovechar los efectos del té

Desde el punto de vista de la eficacia terapéutica general, el té verde parece con mucho el más interesante, ya que su contenido en sustancias eficaces viene a ser dos o tres veces superior.

No tomes el té demasiado caliente; algunos estudios señalan que el consumo de bebidas muy calientes lesiona los tejidos de la garganta y el esófago. Si te desvela o excita demasiado la cafeína, bebe té negro descafeinado, o té verde, que apenas la contiene.

Por último, pero no menos importante, hay que saber prepararlo. El método de los verdaderos entendidos es el siguiente:

1. Poner el agua a hervir, calculando una cantidad de tazas algo superior a la deseada.

2. Caldear previamente la tetera bajo el grifo de agua caliente.

3. Echar una cucharadita de té por persona (o una bolsita), más otra cucharadita «para la tetera».

4. Cuando el agua esté hirviendo, echarla en la tetera manteniendo la proporción de una taza por cucharada de té.

5. Se deja en infusión durante cinco minutos y se remueve con una cucharilla antes de servir.

El cacao, ¿bebida del diablo o alimento de los dioses?

El chocolate proviene de la semilla de cacao, y el principio activo del cacao es la teobromina, un alcaloide parecido a la cafeína.

Entre los antiguos pueblos de América el cacao era el «alimento de los dioses» (de ahí el nombre científico de *theobroma cacao*); en cambio, la Iglesia del siglo XVIII lo calificaba de «bebida del diablo» y los clérigos debían estimar muy potentes sus efectos de momento que intentaron conseguir su prohibición.

Todo lo anteriormente relatado sucedía en la época en que era posible conseguir chocolate verdadero. En nuestros días el efecto estimulante del chocolate se debe más bien a la cafeína y al azúcar que le añaden durante su fabricación. Sin embargo, e incluso convertido en una sombra de sí mismo, el chocolate mantiene todavía toda su popularidad.

Descubierto por los españoles cuando desembarcaron en el Nuevo Mundo, el chocolate auténtico produce un bienestar asombroso que favorece el trabajo intelectual así como la actividad sexual.

En el siglo XVI el explorador español Francisco Carletti describía sus efectos en estos términos: «El chocolate procura un placer admirable y una satisfacción de índole física, (...) alimenta el cuerpo y le aporta fuerza y vigor tales, que quienes se han acostumbrado a beberlo no pueden mantenerse robustos cuando se les priva de él, aunque coman otros alimentos de sustancia. Parece como si se marchitaran sin ese brebaje.»

Si quieres conocer los verdaderos efectos del cacao busca algún almacenista importador que lo venda en grano, o como mínimo procura comprar chocolate «a la taza», es decir del especial para desleír.

Como siempre, ¡cuidado con el hábito!

El gingseng

«Sirve para restaurar los cinco órganos vitales, armonizar las energías yin y yang, calmar el espíritu, disipar el temor, eliminar las sustancias tóxicas, dar brillo a los ojos, abrir los vasos del corazón y despejar el pensamiento. Su uso continuado fortalece el cuerpo y prolonga en gran medida la vida.»

Así es como describe Chen-nong el ginseng en su *Farmacopea del hortelano celeste.* Numerosas investigaciones científicas han corroborado sin sombra de duda estas observaciones realizadas varios siglos antes de nuestra era. Así, por ejemplo, los experimentos realizados con ratones por el farmacólogo búlgaro V. Petkov demostraron que el ginseng activa la corteza suprarrenal, aumenta la memoria, acelera la capacidad de aprendizaje y regula incluso la actividad cortical.

Según los indicios descubiertos, es posible que potencie la voluntad y confiera nervios de acero durante las temporadas de trabajo intenso o en condiciones de urgencia, cuando cada minuto cuenta. Permite evitar la fatiga, el estrés, el agotamiento intelectual y la ansiedad. Incluso ayuda a la recuperación después de un estado de fatiga total.

Otros estudios han permitido demostrar que el ginseng:

• aumenta la resistencia física y mental de las personas sometidas a condiciones de trabajo muy exigentes: militares, trabajadores nocturnos, cirujanos, etc.;

• contrarresta eficazmente la hipotensión así como la hipertensión, y combate la arteriosclerosis.

• impide el envejecimiento prematuro y todos sus síntomas: pérdida de memoria, vértigos, zumbidos en el oído, alteraciones del humor.

La planta del aprendizaje

El aspecto en donde el ginseng adquiere verdaderamente sus títulos de nobleza y su eficacia reconocida es el del aprendizaje mental o físico, y el esfuerzo añadido que conlleva.

Varios experimentos han demostrado hasta qué punto es eficaz el ginseng en ese dominio.

En uno de los primeros experimentos rusos, se suministró ginseng y un placebo a sendos grupos de correctores tipográficos. Los que recibieron el ginseng leyeron más texto (12 %) y se les escaparon menos erratas (51 %) que los del grupo de control.

Otro estudio sueco ha revelado también resultados notables. Se propuso a un grupo de escolares que recorriesen un laberinto complicado con un estilete bajo determinadas condiciones. Los que habían tomado ginseng promediaron la mitad de errores.

Para verificar los efectos del ginseng dispones de un medio muy sencillo. Toma una buena dosis (de 1.000 a 2.000 mg de ginseng) veinte minutos antes de una partida con cualquiera de tus juegos electrónicos preferidos. ¿Recuerdas cuál ha sido tu mejor puntuación? Intenta superarla. Tienes más de un 50 % de probabilidades de conseguirlo.

El ginseng es más eficaz que otros estimulantes

La investigación contemporánea ha establecido que el ginseng carece de contraindicaciones en tanto que estimulante, en lo que difiere del café y de las anfetaminas.

El café y las anfetaminas pueden agotar las reservas de energía, por lo mismo que reducen el consumo de oxígeno por parte del organismo.

Se ha averiguado que el ginseng, en cambio, aumenta la respiración de las células cerebrales e incluso puede corregir la anoxia causada en los tejidos cerebrales por las anfetaminas.

Según el investigador I. Brekhman, el ginseng «puede tomarse durante largos períodos sin incurrir en peligro de hábito, ni de trastornos del sueño o del apetito».

El farmacólogo búlgaro Petkov afirma también que el gingseng es un estimulante equilibrado, en el sentido de que no crea ningún estado de hiperactividad nerviosa como es el caso de las anfetaminas o de las dosis excesivas de café.

Se han hallado en el ginseng no menos de ochenta elementos nutrientes, entre los cuales las vitaminas A, E, C, H, las del grupo B, y diversos oligoelementos y minerales (zinc, cobre, manganeso, fósforo, silicio, yodo, selenio, etc.), enzimas y ácidos grasos.

Alimentación para maximizar el potencial cerebral

La eficacia mental y física en el decurso de la jornada depende en muy gran medida de los hábitos alimentarios practicados.

Son tres los factores que desempeñan un papel crucial:

• el tipo de alimentos y los hábitos alimentarios tradicionales,

• la cantidad de alimento que se consume,

• los horarios de las comidas (a causa de los ciclos biológicos).

Por ejemplo, se ha dicho con frecuencia que el arte de comenzar bien la jornada estriba en saber elegir el desayuno. En buena medida, es cierto.

En la realidad, sin embargo, no pueden establecerse «reglas de oro» absolutas que sean idóneas para todo el mundo. Todo depende de la edad, del temperamento, de la capacidad digestiva de cada uno.

No nos impongamos ningún tabú alimentario: la experiencia nos enseñará cómo «gestionar» nuestra alimentación cotidiana.

En consecuencia, te explicaremos una serie de opciones, a partir de las cuales tú elaborarás las estrategias alimentarias que mejor te cuadren. Ciertos principios básicos, no obstante, se mantienen siempre:

1. Para estar en buena forma, lo principal es no sobrecargar el aparato digestivo. Esta noción rige para todo el mundo y a cualquier hora del día.

2. En segundo lugar, se trata de elegir los alimentos y las combinaciones de alimentos que más convengan a nuestros objetivos concretos: tener más capacidad de concentración, más creatividad, más energía, relajarnos mejor, etc.

El desayuno: crucial

Tu sueño: hallarte en forma tan pronto como abandonas la cama. No siempre es fácil. Hay fatigas acumuladas que ni el sueño más reparador consigue disipar. Están las fatigas resultantes de los abusos del día anterior. Y por último, hay que contar con la fatiga del despertar, porque el organismo, al igual que cualquier máquina, necesita un período de «calentamiento» para alcanzar su velocidad de crucero.

Se suele afirmar que el desayuno debe ser sólido, para comenzar la jornada con fundamento. Lo cual es totalmente cierto cuando se refiere a los niños. Un buen desayuno es indispensable para asegurar el crecimiento, y además debe proporcionar el carburante mental para toda una jornada de estudio.

No siempre es cierto para todos los adultos. Algunas personas funcionan muy bien por la mañana, sin necesidad de tomar ningún alimento sólido, ni siquiera un estimulante como el café. Debes tener en cuenta, por consiguiente, tu metabolismo, tu temperamento y sobre todo la clase de actividad que desarrollas, intelectual o física.

Todo depende también de la hora a que nos levantamos

Muchos artistas y escritores prefieren levantarse al amanecer para ponerse a trabajar en seguida. Paul Valéry, por ejemplo, se levantaba muy temprano para meditar sobre problemas de filosofía y de matemáticas. Así lo hizo durante toda su vida, trabajando varias horas todas las mañanas, lo cual le permitió legamos sus célebres doscientos cincuenta y siete *Cahiers*.

En Oriente los yoguis también suelen levantarse hacia las cuatro o las cinco de la mañana para ponerse a meditar. En la tradición yóguica la salida del sol se considera el momento más propicio para este tipo de actividad mental.

En efecto las primeras horas de la mañana son muy idóneas para la actividad cerebral; el espíritu refrescado por una buena noche de sueño piensa mejor. A estas horas disfrutamos las ventajas de la sensación de relajación y estamos pletóricos de energía, y conviene aprovecharlas antes de que esa buena concentración se pierda en el torbellino de los afanes cotidianos.

Es preferible no comer nada antes de las siete o las ocho; en todo caso nos contentaremos con un café o un té. No es conveniente poner a trabajar en seguida el aparato digestivo. Aprovecha ese estado de ligereza para crear o para solucionar aquellos problemas que requieren una solución original.

La elección de los alimentos para el desayuno

- ¿Eres de los que prefieren trabajar por la noche?
- ¿Eres persona madrugadora o se te pegan las sábanas?
- ¿Te ocurre a menudo que te levantas en el último minuto y te presentas a fichar en el último momento?
- Si tienes costumbre de madrugar, ¿practicas algún ejercicio físico, *footing* o algo parecido?
- ¿En qué consisten tus actividades de la mañana? ¿Trabajo puramente intelectual?
- ¿Visitas de negocios? ¿Reuniones de oficina? ¿Llamadas telefónicas?
- ¿Eres de las personas que tienden a sentirse excedidas por los acontecimientos y pasean de un lado a otro presas de sus nervios?
- ¿O por el contrario, te cuesta «ponerte en marcha»?

¿Comes para relajarte o para entrar en actividad?

Cualesquiera que sean tus costumbres matutinas, las opciones se reducen a dos, en esencia: empezar poco a poco, o lanzarse a pleno régimen. Tú elegirás la más adaptada a tu temperamento, así como los alimentos que convienen mejor en cada caso.

Primera opción:

Cómo comenzar bien el día y no exponerse a un estrés excesivo

En este caso se plantean dos estrategias posibles:

1. Desayunar frutas exclusivamente. Se habrán digerido en el transcurso de una hora y le dejarán al organismo toda la energía que va a necesitar durante la jornada. Una macedonia de frutas es dietéticamente inobjetable cualquiera que sea el tipo de régimen.

   Este desayuno proporciona energía para dar y vender, sólo que implica la absorción de hidratos de carbono, los cuales tienden a calmar el flujo nervioso, de manera que el comienzo de la jornada será un poco lento, al menos durante la primera hora.

2. Desayunar pan con queso (no demasiado), mantequilla de cacahuete o mermelada, panecillos dulces, *croissants* u otras pastas por el estilo; es menos impecable dietéticamente, pero queda garantizado el efecto triptófano/serotonina. También es admisible desayunar cereales preparados tipo Kellogs o *muesli.* Si somos aficionados al café tomaremos una taza pero no más; mejor sería el té, que no produce la excitación febril del café.

Segunda opción:

*Cómo despabilar en 20 minutos
y ponerse en seguida a toda velocidad*

Richard Wurtman, neuroendrocrinólogo del prestigioso MIT, ha demostrado que el consumo exclusivo de proteínas aumenta notablemente los niveles de los tres neurotransmisores: dopamina, norepinefrina y epinefrina.

Son precisamente los neurotransmisores de la vigilia y la atención. En promedio se necesitan unos 20 minutos para notar los beneficios de la excitación de los neurotransmisores.

A fin y efecto de obtener esa excitación hay que tomar un desayuno muy abundante en proteínas (35 gramos) y muy bajo en grasas e hidratos de carbono.

Dicho de otro modo: quesos, cuajadas, yogures, algunos cereales (muy pocos), leche, un huevo, una pechuga de pollo. Para maximizar el efecto de las proteínas hay que prescindir de mezclas: unos huevos, por ejemplo, pero sin nada de pan.

Un pequeño truco: tomar un solo huevo completo, con una o dos claras más. En efecto, los lípidos se concentran en la yema y no sólo son los responsables del exceso de colesterol, sino que además hacen pesada la digestión. En cambio la clara de huevo es un buen ejemplo de proteína pura, exenta de grasas. Pasará con facilidad agregando algún condimento que le dé sabor.

En cuanto al café, ¿por qué no?. Antes de empezar a desayunar, tomaremos una taza de café sin azúcar. Su acción beneficiosa sobre los neurotransmisores interesados es cierta.

No es fácil dar variedad a los desayunos si los pretendemos exentos de hidratos de carbono y de grasas. A pesar de este inconveniente, el sistema funciona, y se consigue en un mínimo de tiempo el máximo de energía disponible para la jornada.[1]

Cómo almorzar bien

La elección se plantea entre un almuerzo de trabajo o un ágape vacacional.

1. El almuerzo de trabajo se presenta a una hora crítica. Llevamos tres o cuatro horas trabajando, estamos a pleno régimen

1. Evidentemente, si el organismo está agotado por las fatigas de las jornadas anteriores, no será posible recuperar sino la reserva disponible.

y nuestro cerebro en lo mejor de sus posibilidades. ¿Cuál es nuestro objetivo para la tarde? Continuar con el mismo ritmo de actividad. En consecuencia, ¡cuidado con ese almuerzo!

• Ante todo, hay que desterrar el alcohol; una simple copa de vino reducirá a cero la eficacia matinal.

• En segundo lugar, rehuir las grasas, porque prolongarían indefinidamente nuestra digestión y nos robarían buena parte de nuestras energías.

• Nuevamente consumiremos proteínas, para que sigan alimentando nuestros neurotransmisores catecolaminas y nos confieran energía.

• Si se ofrece la posibilidad, comeremos hortalizas frescas por las numerosas vitaminas, los minerales y demás oligoelementos que contienen. También podemos tomar hidratos de carbono, en razón de su aporte energético.

No olvides que hay que comer con moderación, evitando recargar el sistema digestivo; es la condición esencial para seguir en forma.

2. Si estamos de vacaciones y deseamos pasar una tarde tranquila después de una buena siesta, la situación es muy diferente.

Un vaso de vino resultará muy beneficioso. Y también, aunque procurando no cargar inútilmente el estómago, unas pastas o unas patatas que acompañen la carne o las legumbres, terminando con un postre.

En este caso el efecto que se busca es la sedación que proporcionan los hidratos de carbono a través del neurotransmisor serotonina. Con esto queda garantizado que no tendrás ninguna dificultad para echar una cabezada después del almuerzo.

En resumen, ante la duda sobre lo que conviene comer, en vez de permitir que nos domine la glotonería o la rutina es mejor preguntarse cómo queremos sentirnos; luego daremos la preferencia a las proteínas o a los hidratos de carbono, según necesitemos estímulo o distensión.

La cena, ¿acorde final o preludio?

Tu ciclo biológico se halla en fase descendente, la jornada ha sido larga, quieres descansar, eso está en el orden lógico de las cosas. O por el contrario, has previsto alguna actividad para la velada: una salida a espectáculos, los deberes de los niños, cuadrar las cuentas personales... Hay que elegir.

Puedes optar por seguir el sentido que apunta el orden natural y tomar una cena que favorezca el sueño. Una alimentación sencilla y equilibrada bastará.

Única precaución, no sobrecargar el aparato digestivo con alimentos demasiado grasos, o una cena demasiado abundante. El resultado sería contrario a la finalidad perseguida. Una digestión pesada trastornará nuestro sueño e hipotecará la jornada siguiente.

Pero tal vez quieras que la cena no sea más que el preludio para otras obligaciones, u otros placeres. En este caso el esquema sería similar al del mediodía: nada de alcohol, pocas grasas, pocas calorías. Hortalizas e hidratos de carbono que alimenten conjuntamente el organismo; en cuanto a las proteínas, aportarán al cerebro la energía que todavía contengan las reservas orgánicas.

Alimentos que favorecen la concentración y la memorización

¿Qué debemos comer para aumentar nuestra capacidad de concentración y nuestra agilidad mental?

Proteínas y más proteínas. Entre los alimentos que las contienen algunos son muy escasos en grasas o hidratos de carbono y, por tanto, muy interesantes a este efecto.

Por ejemplo:

- el marisco (ostras, langostinos, etc.);

- los pescados, con preferencia los menos grasos como el lenguado y el salmón (recordemos también que el arenque en adobo es gran estimulante cerebral);

- el pollo, siempre y cuando se le quite la piel (que es muy grasa); mejor aún los hígados de pollo;

- la carne de vacuno muy magra y después de eliminar todo rastro de grasa;

- los huevos (quitando la yema, que contiene lípidos, lo que resta es pura albúmina).

Existen otras fuentes de proteínas que son muy interesantes y poseen grandes cualidades nutritivas, aunque también contienen proporciones superiores de grasas o de hidratos de carbono; cabe citar:

- los quesos fermentados tipos *cheddar* o *brie,* ya que contienen tiramina, una sustancia que estimula el sistema nervioso central;

- el queso tierno descremado;

- la leche descremada (pero cuidado con la digestión);

- el yogur descremado (sin frutas, a ser posible);

- las legumbres (alubias, judías secas, lentejas, etc. y si se dejan en germinación el efecto sobre el cerebro es todavía más intenso);

- el *tofu* y todos los alimentos a base de soja.

¿Qué se debe comer para estimular la memoria?

Además de los alimentos proteicos que mencionamos en el apartado anterior, se necesitan otros (a veces pueden ser los mismos) que proporcionen las vitaminas y los minerales indispensables para el funcionamiento del cerebro. He aquí dónde se encuentran estos nutrimentos:

- Alimentos que contengan fósforo y calcio: la leche, los huevos, los quesos.

- El cobre es el elemento más útil para la memoria; se encuentra en la leche, las ostras, la sémola de avena, las setas, las pipas de girasol, los frutos secos, la semilla de sésamo, las nueces brasileñas.

- El magnesio también activa la memoria y lo hallamos abundante en las patatas y los melones.

A estas fuentes alimenticias puede agregarse una aportación de vitaminas A, B, C, D, y tampoco son de desdeñar unos suplementos a base de lecitina de soja y magnesio.

Advertencia

Bien se trate de activar o de sosegar la actividad cerebral, hay que actuar con sentido común. Si consumimos en exceso o demasiado exclusivamente los alimentos de una sola categoría nos exponemos a padecer efectos secundarios negativos.

Es decir que introduciremos tal o cual alimento en nuestros hábitos si esperamos obtener un efecto a largo plazo, pero siempre sin perder de vista el equilibrio general que conviene respetar. A corto plazo podemos cambiar dos o tres comidas en busca de un objetivo preciso. Obtendremos resultados excelentes y no comprometeremos el equilibrio general de nuestra alimentación.

Caprichos y tentempiés: todo moderado y calculado

¿Qué ventajas e inconvenientes cabe esperar?

Hemos tomado un buen desayuno y hemos iniciado sin problemas la jornada matutina.

Pero hete aquí que a las diez, todo el mundo levanta cabeza y saca del bolso o del portafolios un bocadillo, una fruta, un termo con café... Es la costumbre, y tampoco a nosotros nos desagrada un pequeño tentempié. Pero ¿es necesario? Y en caso afirmativo, ¿qué ventajas tiene?

- Si somos propensos a la hipoglucemia, no hay que pensarlo dos veces. Nos interesa repartir en cinco tomas, mejor que en tres, la cantidad de alimentos que corresponde a toda la jornada. Desterraremos los azúcares de eliminación rápida y limitaremos los demás hidratos de carbono. En estas condiciones, las cinco comidas nos ayudarán a mantener una tasa de azúcar equilibrada.

• Si desarrollamos una actividad física intensa durante el trabajo, el ligero tentempié será muy positivo para restaurar las reservas de energía, y aquí el énfasis recae sobre la palabra «ligero», a fin de evitar un ataque de somnolencia en el momento de reanudar la tarea.

• Si hemos desayunado muy temprano, es normal sentir el pellizco del hambre y la necesidad de restaurar fuerzas.

• Por último, si hemos desayunado demasiado poco, o nada, necesitaremos también ese tentempié de las diez para mantenernos activos hasta la hora de almorzar.

Pero si no entramos en ninguna de estas categorías, sería preferible que no imitáramos el ejemplo de todo el mundo. ¿Por qué?

• Si el desayuno ha sido cabal, las necesidades quedan plenamente cubiertas hasta mediodía.

• Todo cuanto se consuma entre estas horas constituirá una aportación calórica inútil.

¿Sabías que tomando 300 calorías inútiles al día se llega a engordar más de cinco kilos al año? Si tu caso es éste, suprímelas y tendrás una manera sencilla de perder esos cinco kilos.

• Deja que descanse el aparato digestivo. Los tentempiés entre comidas le imponen un trabajo suplementario. Déjalo en reposo y recogerás la energía sobrante en beneficio de tus actividades.

Un piscolabis sí, pero ¿cuál?

En cualquier caso los piscolabis compuestos de azúcares aparentes u ocultos deben *evitarse*, por no decir que hay que huir de ellos. Son los peores enemigos de la energía y de la lucidez intelectual para las horas subsiguientes.

Cuidado con los azúcares que contienen los llamados refrescos: la equivalencia de 14 terrones por litro de Coca-Cola. En cambio los quesos, los yogures, la fruta fresca, los frutos secos, los cereales y las hortalizas frescas te proporcionan todo lo que necesitas para terminar la mañana a toda máquina.

Una manzana, un melocotón, unas cuantas almendras y un trozo de apio, eso podría constituir un piscolabis. La otra opción: un bollo de elaboración industrial con un 50 % de azúcar refinado, más colorantes, más conservantes, más aditivos (incluyendo los aromas artificiales). Tú eliges.

El piscolabis antiestrés para las circunstancias especiales

En la vida pasamos por situaciones que generan un estrés inevitable. ¿Cómo nos alimentaremos durante estos períodos: exámenes orales, oposiciones, actos durante los cuales tendremos que dirigirnos a un público desconocido, trabajos urgentes, reuniones con el jefe, etc.?

Estas situaciones, cuando se prolongan o reiteran demasiado, no nos permiten alimentarnos según nuestras costumbres. Es preciso caer en gracia, producir, ser eficaces.

Aprovecha esas comidas forzosamente breves a fin de eliminar angustias y recargar energías. En estos momentos hay que evitar las proteínas, tanto las animales como las vegetales, ya que correríamos el riesgo de aumentar innecesariamente nuestra tensión nerviosa.

En cambio las pastas —sin salsas a base de carnes— van a suministrarnos las necesarias reservas energéticas, así como estupendas cadenas de aminoácidos base del triptófano para que actúen sobre nuestras erotoninas neurotransmisoras. A partir de ese momento notaremos el efecto calmante que sin llegar a adormecernos, nos permitirá poner coto a los estragos del estrés corriente.

En caso de emergencia, de estrés inminente o agudo, tienes autorización excepcional para abalanzarte sobre los dulces; los helados a la crema y los postres helados en general cumplen a la perfección con ese cometido, lo mismo que las pastas dulces con frutas, los confites y todos los productos de pastelería en general. En esta situación precisamente, evitaremos las proteínas y las grasas.

El piscolabis para concentrarse

Ante esta situación reanudaremos nuestra amistad con las proteínas; las más idóneas son las del pescado o el marisco, por la ausencia de grasas.

También el pollo frío sin la piel resulta muy práctico por su facilidad de conservación.

Claude Fell Merzbacher, profesor auxiliar de la californiana Universidad de San Diego, ha realizado diversas pruebas con la colaboración de voluntarios a fin de determinar la relación entre capacidad de concentración y régimen alimenticio. Tras muchos meses de ensayos llegó a la conclusión de que el régimen más idóneo para la concentración era el abundante en proteínas y fibra. Los resultados obtenidos mejoraban combinando el régimen con un ejercicio físico regular (media hora, tres veces por semana).

Con independencia de las proteínas, procura recordar lo de las fibras y lo del ejercicio físico. Es la combinación ganadora para un buen poder de concentración.

El piscolabis para una buena noche de sueño

¿Te resistes difícilmente a la tentación de saquear el frigorífico por las noches antes de acostarte? Lamentable, por las calorías suplementarias que eso supone. Recuerda no obstante que una elección oportuna puede favorecer el sueño. Y también que el triptófano, el heraldo que te introduce en el reino de Morfeo, es en realidad una proteína que sólo funciona a caballo de los hidratos de carbono.

De hecho son algo más complicados estos procesos, pero si buscas un sueño largo y reparador, puedes ensayar el remedio siguiente. Visita el frigorífico dos horas antes de acostarte. Y elige con preferencia uno de los alimentos siguientes: dátiles, plátanos, manzanas, melón, zumo de fruta, cereales, pan o bizcocho.

En rigor puede combinarse alguna proteína con los hidratos de carbono: flan de arroz, yogur de frutas, quesos y pastas secas, un bocadillo de fiambre de pavo (esta carne es la que contiene mayor proporción de triptófano).

Nota: El tema de la leche es algo controvertido. La sabiduría tradicional recomendaba un vaso de leche antes de acostarse para conciliar bien el sueño. Pero no hay que olvidar que la leche es un alimento proteínico y por tanto puede resultar estimulante para muchas personas. A fin de garantizar el efecto somnífero, tómala caliente y edulcorada con miel.

En cuanto a los helados a la crema, contienen leche sin duda, pero también cantidades enormes de azúcar (hidratos de carbono, por consiguiente). Como la crema es bastante indigesta quizá favorezca un cierto adormecimiento, pero no es motivo suficiente para abusar de ella.

Vencer la somnolencia

¿Notas un embotamiento hacia el final de la mañana, a primera hora de la tarde, al comienzo de la velada? Si la situación te incomoda debes saber que es fácil corregirla.

Sólo se trata de descubrir lo que mejor conviene a tu caso.

¿Incurres en determinados excesos?

Es normal notar somnolencia en el curso de ciertas afecciones, como la gripe por ejemplo. Pero en muchos casos, nosotros mismos somos los responsables de ese torpor que nos impide rendir normalmente durante nuestro trabajo.

¿Frecuentas los grandes ágapes generosamente regados con los mejores caldos? ¿Tienes la adicción del azúcar, o la de la cafeína? ¿Sufres accesos de bulimia?

La deducción se impone: éstos son abusos que desembocan en inevitables crisis de somnolencia. La solución no es menos obvia. Se trata de determinar el factor causante y tratar de librarnos de él. Por encima de todo, recuerda que no es cuestión de recurrir a grandes cantidades de café o de té para mantener la mente despejada. Los estimulantes crean un círculo vicioso que agravará la somnolencia.

A mayor fatiga, mayor abuso de café. A mayor consumo de café, mayor agotamiento. Como hemos visto anteriormente, las dosis excesivas de café generan ansiedad y nerviosismo, lo cual agrava y complica la fatiga.

En condiciones normales deberíamos asumir una merma temporal de nuestro rendimiento y capacidad productiva, para dar tiempo a la restauración de las energías reales.

Los ecologistas han popularizado la expresión de «desarrollo sostenible» para designar un sistema de producción que no vaya agotando a corto plazo el ambiente. Lo que es cierto para nuestro planeta lo es también para el organismo. Procura aplicar este principio del desarrollo sostenible a tu economía energética, si no quieres exponerte a agotar tus recursos internos.

Para sustituir el café:

- Toma ginseng (de 1.000 a 2.000 mg al día). Es un estimulante que no crea hábito y que potencia la vitalidad. Si no vas a utilizarlo para incrementar tu rendimiento, el ginseng es el remedio idóneo para desintoxicarte del café.

- Bebe caldos de pollo o de buey fuertemente especiados a la pimienta de Cayena, o al curry. Estas bebidas «explosivas» activan la vigilia y la atención.

- Bebe tisanas de menta o de jengibre con mucha miel.

- Otra solución es la que consiste en acudir a dosis de multivitaminas en preparación antiestrés. También así se revitaliza el organismo a plazo medio.

- En cuanto a los aminoácidos, son indicados para los casos de fatiga extrema.

Este ejemplo sirve para dar idea de la rapidez con que actúan esas grandes dosis de aminoácidos; para un uso prolongado, sin embargo, no hay que excederse de las dosis recomendadas.

Hay otras causas aparte de los excesos

También puede ocurrir que padezcas somnolencia aunque no hayas incurrido en ningún exceso. La causa suele residir entonces en una alimentación carencial o mal equilibrada.

No olvidemos tampoco el tema de las combinaciones de alimentos. Aunque los ingredientes sean sanos y naturales, puede ocurrir que se hayan combinado con desacierto.

1. Empieza por examinar tus desayunos y tus almuerzos.

Si consumes demasiados hidratos de carbono con el desayuno y faltan proteínas, te arriesgas a padecer un bajón de energía mediada la mañana.

En tal caso, toma preferentemente huevos, yogur, leche, carnes, para desayunar. O dicho de otro modo, proteínas. Evita, por el contrario, el pan, las pastas de bollería, las tartitas, los zumos de pomelo, los dátiles, los higos, los plátanos, etc.

2. Si comes demasiado a mediodía y combinas mal los alimentos, no hace falta más para que sobrevenga la somnolencia mediada la tarde. Lo ideal sería tomar un desayuno sólido a base de proteínas y un almuerzo muy ligero a base de hortalizas crudas.

Si tienes mucho apetito a mediodía procura combinar correctamente los diversos ingredientes; una ensalada con atún o con pollo, por ejemplo, podría ser buena idea.

Hay que desterrar sobre todo las combinaciones tipo bistec con patatas, o hamburguesa con patatas fritas. La combinación de las féculas (pan, patatas, fideos) con las proteínas animales es de las de más difícil digestión.

Tal combinación podría ser indicada para quien realiza un trabajo físico pesado; en cambio los trabajadores intelectuales se exponen a dar cabezadas en cuanto haya transcurrido una hora después del almuerzo.

No hay que descartar del todo la presencia de una debilidad hepática, o un problema larvado de hipoglucemia, sobre todo si no tenemos la costumbre de vigilar nuestra alimentación.

¿Tienes hipoglucemia?

Puede ocurrir que sea ésa la causa de tu somnolencia. En cuyo caso, hay que empezar por reducir tu consumo de azúcares.

Si insistes en tratar de elevar tu tasa de azúcar abusando de los dulces o de los cafés azucarados, irás hipotecando cada vez más tu capital energético. En cierto modo es como si te convirtieras en «yanqui» del azúcar.

Éste parece una droga bastante anodina, pero lo mismo que las drogas «duras» produce un fenómeno de habituación gradual. Cuanto más azúcar consumes, más a menudo lo necesitas. Es verdad que te proporciona un empuje efímero, pero al cabo de un rato la tasa de azúcar en sangre cae más abajo que antes.

¿Tomas aunque sólo sea una copa de vino durante el almuerzo o la cena?

¡Cuidado con el alcohol! Incluso tomado con mucha moderación, puede provocar la somnolencia si se consume en la hora inoportuna del día. Por «hora inoportuna» se entiende el momento de la jornada que coincide con una baja de tus ciclos biológicos.

Muchas personas gustan de tomar una copa durante el almuerzo. En sí esto no supone ningún peligro para la salud, e incluso puede favorecer la digestión después del estrés de la mañana. Para el cerebro, en cambio, resulta catastrófico.

Hacia la una, en efecto, el ciclo de la energía vital entra en una fase de baja. El efecto del inofensivo vaso de vino, combinado con el de la digestión, tiende a acentuar esa baja cíclica.

Algunas personas acusan menos este fenómeno, que sin embargo es bien real.

Por la noche se presenta asimismo un momento en que el alcohol no resulta muy indicado, sobre todo si prevemos pasar la velada trabajando. Tomar una copa hacia las cinco de la tarde no es lo mismo que tomarla hacia las nueve, en cuanto a las consecuencias.

Hacia las cinco, el alcohol actuará como un calmante, dado que todavía estamos en el fuego de la acción. A las nueve se convierte en un somnífero.

¿Te aburres sin darte cuenta?

El tedio que causa un trabajo monótono es cosa que existe, indudablemente. ¿Qué ocurre entonces, en realidad? Una parte de tu fuero interno quiere seguir trabajando y hacerlo bien, movida por la ambición o por el temor a perder el empleo.

Pero queda la otra parte, la dimensión afectiva, que no se satisface, que tal vez se aburre mortalmente con ese trabajo.

Esa parte acaba por manifestarse provocando el estado de somnolencia. Hay que saber escuchar los mensajes del organismo, y no echar siempre tal somnolencia a cuenta de la pereza. ¿Quizá sea hora de cambiar de empleo? Tal vez ese trabajo no te conviene en absoluto. ¿O quizá deberías cambiar el sistema, la rutina, buscar un ritmo que te convenga más?

Aprende a escuchar lo que te dice el cuerpo, y no quieras forzar el rendimiento a base de café u otros estimulantes.

Varios trucos para vencer la somnolencia

En paralelo con las soluciones alimenticias, existen otros medios muy eficaces para vencer la somnolencia.

Date masaje

El remedio consiste en dar estímulo directo al sistema nervioso mediante un masaje aplicado en determinados puntos del organismo. En particular, la fricción de las partes baja y media de la espalda con los puños cerrados. Debe ser vigorosa, para obtener el estímulo máximo.

Haz ejercicio durante la pausa en vez de tomar café

En algunas empresas japonesas suena un timbre cada 20 minutos y entonces todos los empleados se ponen en pie durante cinco minutos y realizan diversos estiramientos y flexiones.

La idea es excelente y podríamos aplicarla. Esa breve interrupción distiende y al mismo tiempo estimula el sistema nervioso. Los empleados vuelven al trabajo con más concentración y más energía.

Fijémonos bien: ¡cada 20 minutos!

A nosotros los occidentales tal vez nos parezca una pérdida de tiempo terrible eso de parar cada 20 minutos. No piensan así los japoneses. Aunque trabajen como hormigas, han comprendido que el estrés y la adrenalina son improductivos, que no hacen sino generar confusión mental y somnolencia.

La breve pausa para hacer ejercicio resulta especialmente útil a los que padecen caídas periódicas de la tasa de glucemia. Precisamente la somnolencia puede ser síntoma de una de esas caídas, aunque normalmente no seamos hipoglucémicos.

Pues bien, de tres a cinco minutos de ejercicio bastan para regular la tasa de azúcar y expulsar la somnolencia.

No es necesario agotarse; basta que el ritmo cardíaco se acelere un poco para obtener mejor circulación de la sangre e irrigación del cerebro. Para ello será suficiente con unas series de «sentadillas» o un rato de carrera estática.

Además hay otro motivo para practicar un poco de ejercicio.

La actividad física aumenta la temperatura corporal. Durante la jornada el organismo recorre varios ciclos de calentamiento y enfriamiento, y uno de los enfriamientos puede coincidir con el período de somnolencia o pérdida de atención.

Bibliografía

Aguilar Merlo, M. *Nutrición científica y práctica*, Editorial Libertarias, 2004.

Aubry, J., Dehin, R., Gordon J., *La alimentación energética*, Ediciones Robinbook, 1996.

Cervera, Cala, *La nutrición ortomolecular*, Ediciones Robinbook, 2003.

Galiano, Cristina, *Menús para estar sanos y no engordar*, Espasa-Calpe, 2004.

Holford, Patrick, *Adelgazar comiendo*, Ediciones Robinbook, 2011.

Holford, Patrick, *La biblia de la nutrición óptima*, Ediciones Robinbook, 1999.

Holford, Patrick, *Nutrición óptima para la mente*, Ediciones Robinbook, 2005.

Holford, Patrick, *Saber comer*, Ediciones Robinbook, 2009.

Lethaby, John, *Operación bikini: plan de 4 semanas*, Grijalbo, 2004.

Pérez Calvo, Jorge, *Nutrición energética y salud*, Grijalbo, 2003.

Sears, Barry, *La revolucionaria dieta de la zona*, Ediciones Urano, 2004.

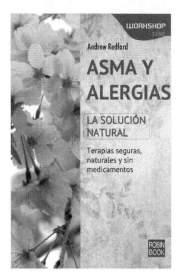

Andrew Redford

ASMA Y ALERGIAS
LA SOLUCIÓN NATURAL

Terapias seguras, naturales y sin medicamentos

WORKSHOP

ROBIN BOOK

ASMA Y ALERGIAS
Andrew Redford

El sistema inmunológico suele reaccionar de forma exagerada a sustancias que suelen ser inofensivas, tales como ácaros o el mismo polen. El cuerpo produce un anticuerpo que reconoce al alérgeno, liberando determinadas sustancias, como la histamina, que provoca los síntomas alérgicos que pueden afectar los ojos, la nariz, la garganta o bien las vías respiratorias, pudiendo producir en este caso episodios asmáticos.

Este libro relata todos aquellos factores que inciden en episodios alérgicos y ofrece un abanico de alternativas naturales para combatirlos, desde la homeopatía, la naturopatía, la acupuntura o la aromaterapia. Y dedica una especial atención a las alergias alimenticias y las que afectan –cada vez más– a los niños.

- ¿Existe una conexión directa entre bienestar emocional y alergias?
- ¿Cómo pueden curar las hierbas?
- ¿Cómo puede evitarse la toxicidad de ciertos alimentos?
- ¿Qué papel juega la dieta en la aparición de una alergia?
- ¿Cómo puede detectarse una alergia en un niño?
- ¿Cuáles son los síntomas más habituales de una alergia alimenticia?